W0213242

Haug

Hufeland-Leistungsverzeichnis der Besonderen Therapierichtungen

Herausgegeben von der
Hufelandgesellschaft e.V.,

Dachverband der Ärztegesellschaften für
Naturheilkunde und Komplementärmedizin

Bearbeitet von Prof. Dr. Manfred Rimpler,
Vorsitzender der Arzneimittelkommission für Biologische Medizin,
und dem Vorstand der Hufelandgesellschaft e.V.

4., überarbeitete Auflage

Karl F. Haug Verlag · Stuttgart

Bibliografische Information der Deutschen Bibliothek

Die Deutsche Bibliothek verzeichnet diese Publikation in der Deutschen Nationalbibliografie; detaillierte bibliografische Daten sind im Internet über http://dnb.ddb.de abrufbar

Anschrift:

Hufelandgesellschaft e.V.
Chausseestr. 29
10115 Berlin
Tel. 030/2809 9320
Fax 030/2809 7650
E-Mail: info@hufelandgesellschaft.de

1. Auflage 1994
2. Auflage 1996
3. Auflage 2001

Unsere Homepage: www.haug-verlag.de

Wichtiger Hinweis: Wie jede Wissenschaft ist die Medizin ständigen Entwicklungen unterworfen. Forschung und klinische Erfahrung erweitern unsere Erkenntnisse, insbesondere was Behandlung und medikamentöse Therapie anbelangt. Soweit in diesem Werk eine Dosierung oder eine Applikation erwähnt wird, darf der Leser zwar darauf vertrauen, dass Autoren, Herausgeber und Verlag große Sorgfalt darauf verwandt haben, dass diese Angabe **dem Wissensstand bei Fertigstellung des Werkes** entspricht.
Für Angaben über Dosierungsanweisungen und Applikationsformen kann vom Verlag jedoch keine Gewähr übernommen werden. **Jeder Benutzer ist angehalten,** durch sorgfältige Prüfung der Beipackzettel der verwendeten Präparate und gegebenenfalls nach Konsultation eines Spezialisten festzustellen, ob die dort gegebene Empfehlung für Dosierungen oder die Beachtung von Kontraindikationen gegenüber der Angabe in diesem Buch abweicht. Eine solche Prüfung ist besonders wichtig bei selten verwendeten Präparaten oder solchen, die neu auf den Markt gebracht worden sind. **Jede Dosierung oder Applikation erfolgt auf eigene Gefahr des Benutzers.** Autoren und Verlag appellieren an jeden Benutzer, ihm etwa auffallende Ungenauigkeiten dem Verlag mitzuteilen.

Printed in Germany

Umschlaggestaltung: Thieme Verlagsgruppe
Umschlaggrafik: Martina Berge, Erbach
Verwendete Fotos: PhotoDisc, Inc.
Satz: medionet AG, Berlin
Druck: Westermann Druck Zwickau GmbH, Zwickau

ISBN 978-3-8304-7219-3 2 3 4 5 6

Inhalt

Vorwort zur 4. Auflage

Auch die dritte Auflage des Hufeland-Leistungsverzeichnisses der Besonderen Therapierichtungen hat wiederum, wie seine Vorgänger, eine breite Akzeptanz erfahren, so dass sich die Arzneimittelkommission der Hufelandgesellschaft zu einer Neuauflage entschlossen hat, um den Entwicklungen im Gebührenordnungswesen Rechnung zu tragen und das Verzeichnis Interessierten wieder zur Verfügung zu stellen.

Ein Leistungsverzeichnis muss sowohl die berechtigten Interessen der Ärzte als auch die der Patienten berücksichtigen. Im ärztlichen Bereich steht nicht der Preiswettbewerb, sondern der Leistungswettbewerb im Vordergrund. Anforderungen wie ärztliches Können, Qualität der Leistung und Vertrauenswürdigkeit sind vorrangig. Die Gesundheit der Menschen ist keine Handelsware, sondern ein Rechtsgut! Letzteres verbietet, die ärztlichen Gebühren marktwirtschaftlichen Prinzipien zu überlassen, wo Angebot und Nachfrage den Preis bestimmen.

Gleichermaßen muss ein Leistungsverzeichnis der Besonderen Therapierichtungen auch den Interessen der Versicherten dienen, damit eine medizinische Behandlung den Versicherten zu tragbaren Preisen zur Verfügung steht, was als Verbraucherschutz gesehen werden kann. Der Versicherte soll dergestalt vor unangemessenen Honorarforderungen geschützt und vor Streitigkeiten über ein gefordertes Honorar bewahrt werden. Sofern der Patient nicht ausdrücklich schriftlich eine von der Gebührenhöhe abweichende Honorarvereinbarung abgeschlossen hat, sollte das Honorar ausschließlich nach der Gebührenordnung bzw. dem Hufeland-Leistungsverzeichnis angesetzt und berechnet werden.

Der Arzt darf Vergütungen nur für Leistungen berechnen, die jeweils für die notwendige ärztliche Versorgung erforderlich sind. Im Bereich der nicht-konventionellen Medizin kann eine Leistung auch über die zwingend gebotene Grundversorgung hinausgehen, so dass der Arzt Leistungen auf Verlangen des Patienten erbringt, die diesem vorgeschlagen wurden. Auch in diesen Fällen führt der Grundsatz von „Treu und Glauben" dazu, dass eine Leistung wirtschaftlich sein muss. Gerade in diesem Bereich, der von zahlreichen Versicherungen inzwischen in die entsprechenden Versicherungsbedingungen aufgenommen wurde, ist eine für alle beteiligten Partner ausgewogene Liquidation erforderlich, um nicht das Vertrauensverhältnis zwischen Arzt, Patient und Versicherer durch unangemessene Gebührenforderungen zu belasten.

Da in jedem Streitfall der Arzt als Leistungserbringer die volle Beweis- und Darlegungslast trägt, soll das Hufeland-Leistungsverzeichnis hier als Brücke dienen, die die Interessen aller Beteiligten ausreichend berücksichtigt und zu einer ausgewogenen Liquidation führt.

Der ständige Fortschritt der Medizin führt jedoch immer wieder dazu, dass der Arzt selbstständige ärztliche Leistungen für einen Patienten erbringt, die im amtlichen Gebührenverzeichnis bislang noch nicht enthalten sind. Hier ist er nach § 6 Abs. 2 GOÄ berechtigt, eine nach Art, Kosten- und Zeitaufwand gleichwertige Leistung des Gebührenverzeichnisses anzusetzen, die er dann als Analog-Leistung ausweisen muss. Das Selbstergänzungsrecht des Arztes darf aber nicht zu einem Preiswettbewerb führen, weshalb eine möglichst einheitliche Handhabung anzustreben ist. Gerade hier soll das vorliegende Leistungsverzeichnis eine Orientierungshilfe bieten, die Leistungen zuverlässig einordnet und beurteilt. Insbesondere die Krankenversicherungen sollen damit eine verlässliche Grundlage finden, um die Abrechnungen von Leistungen mit ihren Versicherten zuverlässig und nachvollziehbar vornehmen zu können. Für das Erbringen von Leistungen aus dem Bereich der Biologischen Medizin wird zwingend vorausgesetzt, dass der Leistungserbringer sich zuvor durch entsprechende Fort- und Weiterbildung Kenntnisse angeeignet hat, um das dem Patienten empfohlene Verfahren unter Berücksichtigung der Qualitätssicherung – ausschließlich zum Wohle des Patienten – tatsächlich auch erbringen zu können.

Gleiches gilt für den Einsatz von Geräten, die heute zeitgemäß die jeweiligen Erfordernisse aus naturwissenschaftlicher, technischer und medizinischer Sicht erfüllen müssen. Auskünfte dazu erteilt in Zweifelsfällen die Gerätekommission der Hufelandgesellschaft, die für diese Zwecke als Subgruppe der Arzneimittelkommission für Biologische Medizin eingerichtet wurde. Nicht zuletzt steht diese damit auch den Geräteherstellern zur Verfügung, die hier eine neutrale Ansprechstelle finden, um ihre Geräte beurteilen zu lassen.

Sofern Leistungserbringer sich auf einzelne Verfahren spezialisieren wollen, sollten sie rechtzeitig bei den entsprechenden Fachgesellschaften Erkundigungen über die angebotenen Fort- und Weiterbildungen einholen.

Die Vielfalt der Biologischen Medizin bedingt leider, dass keine Vollständigkeit aller aufgeführten Bereiche gewährleistet werden kann, da hier nur die bewährtesten und innerhalb der einzelnen Therapierichtungen gebräuchlichsten Leistungen erfasst werden konnten.

Gleichzeitig wird erhofft, dass die Neuauflage des Hufeland-Leistungsverzeichnisses auch im Unterricht für den Bereich der Naturheilverfahren und Homöopathie an den Hochschulen weiterhin genutzt wird, da es eine Palette bewährter Verfahren abdeckt, die die konventionelle Medizin sinnvoll und gezielt ergänzen und deren theoretische Denkansätze ein plausibles Konzept darstellen. Besonders die Erkenntnisse der subatomaren Physik, der vernetzten offenen Systeme, der Chemie wie der Biochemie haben im letzten Jahrzehnt zu Fortschritten geführt, die vor wenigen Jahren noch für unvorstellbar gehalten wurden.

Nicht zuletzt werden Anregungen, Kritik und Verbesserungsvorschläge dankbar aufgenommen.

Hannover, im Januar 2005 *Prof. Dr. M. Rimpler*

Die Hufelandgesellschaft

Historische Entwicklung

Die Hufelandgesellschaft wurde 1974 als Dachverband der Ärztegesellschaften aus dem Bereich der „Biologischen Medizin“ gegründet. Anlass zur Verbandsgründung waren drohende Einschränkungen der Naturheilverfahren und der Homöopathie im Rahmen eines neuen Arzneimittelgesetzes.

Der Einfluss der Hufelandgesellschaft hat dazu beigetragen, dass die „Besonderen Therapieverfahren“ im Sozialgesetzbuch Artikel V verankert wurden.

Im Rahmen von Gutachten und durch die Herausgabe des „Hufeland-Leistungsverzeichnis“ hat die Gesellschaft erheblichen Anteil an der Anerkennung der Verfahren im Rahmen der gesetzlichen Möglichkeiten durch Krankenkassen und Versicherer.

Indem die Gesellschaft in den über 30 Jahren ihres Bestehens unermüdlich auf die Bedeutung der Biologischen Medizin im Rahmen ihrer Gremienarbeit, in Publikationen, durch Gutachten und durch kontinuierliche Kontakte zur Politik hingewiesen hat, ist sie heute zentraler Ansprechpartner für Verbände, Kammern und Parteien.

Ziel dieses Dachverbandes war und ist:

- der Erhalt und die Förderung der Pluralität in der Medizin und die Sicherung der Therapiefreiheit,
- die Förderung des Austauschs und des gegenseitigen Verständnisses sowie einer engen Zusammenarbeit aller Beteiligten innerhalb der Fachrichtung Biologische Medizin,
- politische Rahmenbedingungen zum Erhalt und zur Weiterentwicklung der Biologischen Medizin zu schaffen,
- sich dafür einzusetzen, der Bevölkerung ein breites therapeutisches Spektrum im Rahmen der Biologischen Medizin zu schaffen und den Zugang zu sichern,
- sich im Rahmen des Verbraucherschutzes um die Wahrung von Qualität und Sicherheit der Verfahren sowie der von ihnen genutzten Geräte, Arzneien und Hilfsmittel zu engagieren.

Hufelandgesellschaft e.V.

Mitgliederversammlung

Ordentliche Mitglieder · Fördermitglieder Industrie
sonstige Fördermitglieder · Einzelmitglieder

Vorstand

Geschäftsführung

Fachbeirat **Firmenbeirat**

Arzneimittelkommission

Arbeitsgruppen:

Leitlinien · Gerätesiegel / Hufelandlabel · Gesundheitspolitik

Mitgliedschaften

Institution	Anschrift	Website
Arbeitsgemeinschaft für ganzheitliche Krebs- und Immuntherapie Gemeinschaft Fischermühle e.V.	Fischermühle 1, 72348 Rosenfeld	
Arbeitskreis für Mikrobiologische Therapie e.V.	Beilsteiner Str. 22, 35764 Sinn	www.amt-herborn.de
Ärztegesellschaft für Biologische Schmerztherapie e.V. (ÄBS)	Hallerplatz 4, 20146 Hamburg	http://members.aol.com/biopainweb/
Ärztegesellschaft für Erfahrungsheilkunde e.V.	Schönbergstr. 11a, 79291 Merdingen	www.erfahrungsheilkunde.org
Ärztegesellschaft für fotobiologische Blutbehandlung e.V.	Schillerstr. 44, 22767 Hamburg	
Ärztliche Aktionsgemeinschaft für Therapiefreiheit e.V.	Goethestr 15, 75173 Pforzheim	www.abiomed.de
Ärztliche Arbeitsgemeinschaft für Biologische Medizin, München	Maximiliansplatz 12a, 80333 München	www.ag-biomed.de
Ärztliche Gesellschaft für Ozon-Anwendung in Prävention und Therapie e.V.	Nordring 8, 76473 Iffezheim	www.ozongesellschaft.de
Bundesverband der naturheilkundlich tätigen Zahnärzte in Deutschland e.V.	Von-Groote-Str. 30, 50968 Köln	www.bnz.de
Deutsche Ärztegesellschaft für Akupunktur e.V. (DÄGfA)	Würmtalstr. 54, 81375 München	www.daegfa.de
Deutsche Gesellschaft für Akupunktur und Neuraltherapie e.V. (DGfAN)	Mühlweg 11, 07929 Saalburg-Ebersdorf	www.dgfan.de
Deutsche Gesellschaft für Ayurveda e.V.	Am Robert Kampe Sprudel, 56130 Bad Ems	www.ayurveda.de
Deutsche Gesellschaft für Biologische Medizin und Informatik e.V. (DGBMI)	Rheinstr. 7, 76337 Waldbronn	www.ceia-proteomik.de
Deutsche Gesellschaft für ganzheitliche Augenheilkunde e.V. (DGGA)	Hospitalstr. 8, 97877 Wertheim	www.ganzheitliche-augenheilkunde.com

Institution	Anschrift	Website
Deutsche Gesellschaft für Hyperthermie e.V. (DGHT)	Mühlenweg 144, 26384 Wilhelmshaven	www.dght.net
Europäische Gesellschaft für angewandte Immunologie	Schopenhauer Str. 93, 14129 Berlin	www.EGAI.de.vu
Gesellschaft Anthroposophischer Ärzte in Deutschland e.V.	Roggenstr. 82, 70794 Filderstadt	www.anthroposophischeaerzte.de
Gesellschaft für Ozon- und Sauerstoff-Anwendungen in Medizin und Technik e.V. (G.O.S.)	Rheinstr. 7, 76337 Waldbronn	www.ozonsauerstoff.de
Gesellschaft für ganzheitliche Tiermedizin e.V. (GGTM)	Rudolf-Diesel-Str. 17, 74182 Obersul-Will	www.ggtm.de
Hartmannbund – Verband der Ärzte Deutschlands e.V.	Schützenstraße 6a/Ecke Charlottenstr., 10117 Berlin	www.hartmannbund.de
Hessischer Ärzteverband – Naturheilverfahren e.V.	Frankfurter Str. 64, 65428 Rüsselsheim	www.haen-ev.de
Internationale Ärztegesellschaft für Biokybernetische Medizin e.V.	Dessaustr. 11, 86977 Burggen	www.biokybernetische-medizin.de
Internationale Ärztegesellschaft für Biophysikalische Informationstherapie e.V.	Sandstr. 19, 79104 Freiburg	www.bit-org.de
Internationale Forschungsgemeinschaft für bioelektronische Funktionsdiagnostik und Therapie (BFD)	Am Kleinwald 40, 76863 Herxheim	www.bfd-ev.de
Internationale Gesellschaft für ganzheitliche Zahn-Medizin e.V. (GZM)	Kloppenheimer Str. 10, 68239 Mannheim	www.gzm.org
Internationale Gesellschaft für Biologische Medizin e.V.	Postfach 10 00 45, 76481 Baden-Baden	www.biogesellschaft.de
Internationale Medizinische Gesellschaft für Elektroakupunktur nach Voll e.V. (IMGEAV)	Am Promenadenplatz 1, 72250 Freudenstadt	www.eav.org

Institution	Anschrift	Website
Internationale Medizinische Gesellschaft für Neuraltherapie nach Huneke – Regulationstherapie – e.V.	Am Promenadenplatz 1, 72250 Freudenstadt	www.ignh.de
Verein selbstdispensierender homöopathischer Ärzte	Auf der Saalbrede 29, 32756 Detmold	

Inhalt und Umfang des Leistungsverzeichnisses

Inhalt und Umfang des Verzeichnisses sind durch die bearbeiteten „Definitionen und Standortbestimmungen" der Arzneimittelkommission für Biologische Medizin geprägt. Der Katalog der medizinischen Richtungen erhebt keinen Anspruch auf Vollständigkeit und wird in regelmäßigen Abständen dem jeweiligen Erkenntnisstand angepasst.

Für die Aufnahme in den Katalog waren folgende Kriterien entscheidend:

1. Die Besonderheit des Therapieverfahrens muss theoretisch erklärbar und praktisch bewährt sein.
2. Das Verfahren muss lehr- und lernbar sein.
3. Die eingesetzten Mittel und Wege müssen mit den theoretischen Denkansätzen ein plausibles Konzept ergeben.

Die Anwendung dieser Methoden setzt die qualifizierte Ausbildung einer ärztlichen Fachgesellschaft oder einer entsprechenden ärztlichen Institution voraus.

Unter Berücksichtigung dieser Kriterien enthält das vorliegende Leistungsverzeichnis die im vorstehenden Inhaltsverzeichnis aufgeführten Verfahren aus dem Bereich der Naturheilkunde.

Hinweise zur Liquidation von naturheilkundlichen Leistungen

Innerhalb des Gebührenrahmens sind die Gebühren unter Berücksichtigung der Schwierigkeit und des Zeitaufwandes der einzelnen Leistung sowie der Umstände bei der Ausführung nach eigenem Ermessen zu bestimmen.

Die Schwierigkeit der einzelnen Leistung kann z. B. durch die Schwierigkeit des Krankheitsfalles begründet sein; dies gilt nicht für die Gebühren in besonderen Fällen, d. h. für die physikalisch-medizinischen und die in der GOÄ unter Abschnitt O aufgeführten Leistungen (Strahlendiagnostik, Nuklearmedizin etc.). Für diese Leistungen tritt der 1,8fache Gebührensatz an die Stelle des 2,3fachen Gebührensatzes.

Laboratoriums-Untersuchungen bemessen sich nach dem einfachen bis 1,3fachen Gebührensatz. Hier tritt an die Stelle des 2,3fachen Gebührensatzes der 1,15fache Gebührensatz.

Innerhalb des Gebührenrahmens sind die Schwierigkeit und der Zeitaufwand der einzelnen Leistung sowie besondere Umstände bei ihrer Ausführung zu berücksichtigen. In der Regel darf eine Gebühr jedoch nur zwischen dem einfachen und 2,3fachen Gebührensatz bemessen werden. Ausschließlich besondere Umstände des einzelnen Krankheitsfalles können eine Übersteigung dieses Gebührensatzes rechtfertigen, jedoch muss in solchen Fällen unbedingt eine Begründung dafür angegeben werden.

Eine abweichende Vereinbarung von der Gebührenhöhe ist nach persönlicher Absprache im Einzelfall zwischen Arzt und Zahlungspflichtigen **vor** Erbringen der Leistung in einem Schriftstück zu treffen. Dieses muss neben der Nummer und der Bezeichnung der Leistung, dem Steigerungssatz und dem vereinbarten Betrag auch die Feststellung enthalten, dass eine Erstattung der Vergütung durch Erstattungsstellen möglicherweise nicht in vollem Umfang gewährleistet ist.

Nach Erörterung der Anamnese und der sich darstellenden Behandlungsalternative auf der Grundlage der Leistungsbeschreibung für Naturheilverfahren sollte ebenfalls die gewünschte Privatbehandlung eines GKV-Versicherten durch eine Honorarvereinbarung geregelt werden. Auch ist der Versicherte darauf hinzuweisen, dass ein Antrag auf Kostenübernahme an die zuständige Krankenkasse **vor** der Leistungserbringung zu stellen ist. Dazu erhält er vom Therapeuten ein Schriftstück, das die Diagnose, die bislang erfolgten Therapien sowie die Begründung der privatärztlichen Behandlung enthält.

Wird eine Analogleistung berechnet, ist die entsprechend bewertete Leistung für den Zahlungspflichtigen gem. dem Hufeland-Leistungsverzeichnis verständlich zu beschreiben.

Allgemeine Beratungen und Untersuchungen

Leistung **Allgemeine Beratungen und Untersuchungen**	**GOÄ-Ziffer**	**analog**	**Punkte**	**Einfach-Satz in €**
Beratung – auch mittels Fernsprecher	1		80	4,66
Ausstellung von Wiederholungsrezepten	2*		30	1,75
Eingehende, das gewöhnliche Maß übersteigende Beratung, auch mittels Fernsprecher	3		150	8,74
Erhebung der Fremdanamnese über einen Kranken und/oder Unterweisung und Führung der Bezugsperson(en) – im Zusammenhang mit der Behandlung eines Kranken	4		220	12,82
Symptombezogene Untersuchung	5		80	4,66
Vollständige körperliche Untersuchung mindestens eines der folgenden Organsysteme: alle Augenabschnitte, der gesamte HNO-Bereich, das stomatognathe System, die Nieren und ableitenden Harnwege (bei Männern auch gegebenenfalls einschließlich der männlichen Geschlechtsorgane) oder Untersuchung zur Erhebung eines vollständigen Gefäßstatus – gegebenenfalls einschließlich Dokumentation	6		100	5,83
Vollständige körperliche Untersuchung mindestens eines der folgenden Organsysteme: das gesamte Hautorgan, die Stütz- und Bewegungsorgane, alle Brustorgane, alle Bauchorgane, der gesamte weibliche Genitaltrakt (gegebenenfalls einschließlich Nieren und ableitende Harnwege) – gegebenenfalls einschließlich Dokumentation	7		160	9,33

* Nur bis zum 1,8fachen Gebührensatz abrechenbar.

Leistung **Allgemeine Beratungen und Untersuchungen**	**GOÄ-Ziffer**	**analog**	**Punkte**	**Einfach-Satz in €**
Untersuchung zur Erhebung des Ganzkörperstatus, gegebenenfalls einschließlich Dokumentation	8		260	15,15
Digitaluntersuchung des Mastdarms und/oder der Prostata	11		60	3,50
Einleitung und Koordination flankierender therapeutischer und sozialer Maßnahmen während der kontinuierlichen ambulanten Betreuung eines chronisch Kranken	15		300	17,49
Untersuchung zur Früherkennung von Krankheiten bei einem Kind bis zum vollendeten 14. Lebensjahr (Erhebung der Anamnese, Feststellung der Körpermaße, Untersuchung von Nervensystem, Sinnesorganen, Skelettsystem, Haut, Brust-, Bauch- und Geschlechtsorganen), gegebenenfalls einschließlich Beratung der Bezugsperson(en)	26		450	26,23
Untersuchung einer Frau zur Früherkennung von Krebserkrankungen der Brust, des Genitales, des Rektums und der Haut, einschließlich Erhebung der Anamnese, Abstrichentnahme zur zytologischen Untersuchung, Untersuchung auf Blut im Stuhl und Urinuntersuchung auf Eiweiß, Zucker und Erythrozyten, einschließlich Beratung	27		320	18,65
Untersuchung eines Mannes zur Früherkennung von Krebserkrankungen des Rektums, der Prostata, des äußeren Genitales und der Haut, einschließlich Erhebung der Anamnese, Urinuntersuchung auf Eiweiß, Zucker und Erythrozyten sowie Untersuchung auf Blut im Stuhl, einschließlich Beratung	28		280	16,32

Leistung Allgemeine Beratungen und Untersuchungen	GOÄ-Ziffer	analog	Punkte	Einfach-Satz in €
Gesundheitsuntersuchung zur Früherkennung von Krankheiten bei einem Erwachsenen, einschließlich Untersuchung zur Erhebung des vollständigen Status (Ganzkörperstatus), Erörterung des individuellen Risikoprofils und verhaltensmedizinisch orientierter Beratung	29		440	25,65
Erhebung der homöopathischen Erstanamnese mit einer Mindestdauer von einer Stunde nach biographischen und homöopathisch-individuellen Gesichtspunkten mit schriftlicher Aufzeichnung zur Einleitung einer homöopathischen Behandlung, einschließlich homöopathischer Repertorisation	30		900	52,46
Homöopathische Folgeanamnese mit einer Mindestdauer von 30 Minuten unter laufender Behandlung nach den Regeln der Einzelmittelhomöopathie zur Beurteilung des Verlaufs und Feststellung des weiteren Vorgehens, einschließlich schriftlicher Aufzeichnungen *Die Nummer 31 ist innerhalb von 6 Monaten höchstens dreimal berechnungsfähig.*	31		450	26,23
Psycho-Physiologische Regulations-Diagnostik (Lüscher-Color-Test)		855	722	42,08
Erörterung (Dauer mindestens 20 Minuten) der Auswirkungen einer Krankheit auf die Lebensgestaltung in unmittelbarem Zusammenhang mit der Feststellung oder erheblichen Verschlimmerung einer nachhaltig lebensverändernden oder lebensbedrohenden Erkrankung	34		300	17,49
Konsiliarische Erörterung zwischen zwei oder mehr liquidationsberechtigten Ärzten, für jeden Arzt	60		120	6,99

Leistung Allgemeine Beratungen und Untersuchungen	GOÄ-Ziffer	analog	Punkte	Einfach-Satz in €
Ausführlicher schriftlicher Krankheits- und Befundbericht (einschließlich Angaben zur Anamnese, zu dem(n) Befund(en), zur epikritischen Bewertung und gegebenenfalls zur Therapie)	75		130	7,58
Schriftliche, individuelle Planung und Leitung einer Kur mit diätetischen, balneologischen und/oder klimatherapeutischen Maßnahmen unter Einbeziehung gesundheitserzieherischer Aspekte	77		150	8,74
Behandlungsplan für die Chemotherapie und/oder schriftlicher Nachsorgeplan für einen tumorkranken Patienten, individuell für den einzelnen Patienten aufgestellt	78		180	10,49
Schriftliche gutachtliche Äußerung	80		300	17,49
Schriftliche gutachtliche Äußerung mit einem das gewöhnliche Maß übersteigenden Aufwand, gegebenenfalls mit wissenschaftlicher Begründung, je angefangene Stunde Arbeitszeit	85		500	29,14
Schreibgebühr, je angefangene DIN-A4-Seite	95		60	3,50
Schreibgebühr, je Kopie	96		3	0,17
Schriftliche individuelle Planung eines ganzheitlich zahnärztlichen Heil- und Kostenplans, eine DIN-A4-Seite		77	150	8,74
Schriftliche umfangreiche Planung eines ganzheitlich zahnärztlichen Heil- und Kostenplans		80	300	17,49
Schriftliche umfangreiche Planung eines ganzheitlich zahnärztlichen Heil- und Kostenplans mit einem das gewöhnliche Maß übersteigenden Aufwand, einschließlich wissenschaftlicher Begründung		85	500	29,14

Allgemeine ärztliche Leistungen

Leistung Allgemeine ärztliche Leistungen	GOÄ-Ziffer	analog	Punkte	Einfach-Satz in €
Blutentnahme aus der Vene	250		40	2,33
Blutentnahme aus der Arterie	251		60	3,50
Injektion i.m., s.c., i.c., s.m.	252		40	2,33
Injektion, intravenös	253		70	4,08
Injektion, intraarteriell	254		80	4,66
Intrakutane Reiztherapie	266		60	3,50
Medikamentöse Infiltrationsbehandlung einer Körperregion	267		80	4,66
Medikamentöse Infiltrationsbehandlung mehrerer Körperregionen	268		130	7,58
Infusion, subkutan	270		80	4,66
Infusion i.v. bis 30 Minuten	271		120	6,99
Infusion über 30 Minuten	272		180	10,49
Setzen von Schröpfköpfen, Blutegeln oder Anwendung von Saugapparaten	747		44	2,56
Schröpfkopfmassage		523	65	3,79

Akupunktur

Körper-, Ohr-, Schädel- und weitere Akupunkturformen

Akupunktur ist die gezielte therapeutische Beeinflussung von Körperfunktionen über spezifische Punkte der Körperoberfläche. Akupunktur setzt eine spezifische Anamnese und Differenzialdiagnostik auf der Basis der traditionellen chinesischen Medizin, moderner Akupunkturverfahren und ihrer wissenschaftlichen Erkenntnisse voraus. Dieses ist Grundlage sowohl des Behandlungsplanes, der Punktauswahl, Reizart und -dosis als auch der Behandlungsabstände und beinhaltet den Umfang des Behandlungszyklusses. Akupunktur wirkt u. a. über eine Anregung und Wiederherstellung der körpereigenen Regulation. Die Akupunktur wird in den verschiedenen Fachgebieten in Prävention, Therapie und Rehabilitation bei funktionellen, psychosomatischen und organischen Erkrankungen und bei Schmerzzuständen sowie zur Schmerzausschaltung bei bestimmten operativen Eingriffen eingesetzt.

Für die Akupunktur beinhaltet der Therapieplan die Auswahl der Akupunkturpunkte, die Reizart und die Behandlungsdauer. Verschiedene Nadeltechniken, Blutentlassen im Akupunkturpunkt, Moxa, Schröpfen, Laserbestrahlung und Punktmassage sind gegebenenfalls erforderliche Reizarten.

Die Indikationen zur Akupunktur (siehe auch Akupunktur-Indikationsliste S. 16) und chinesische Medizin umfassen funktionelle Erkrankungen, Schmerzen, Allergien, Organkrankheiten, psychosomatische Erkrankungen und psychische Störungen. Akupunktur eignet sich für akute wie chronische Erkrankungen, zur Prophylaxe, Behandlung und Rehabilitation.

Die Ausbildung in Akupunkturverfahren ist noch keine Qualifikation zur Ausübung der traditionellen chinesischen Medizin, da Akupunktur nur ein Teilbereich des stimmigen Lehrgebäudes der TCM ist.

Die Ausbildung bei einer ärztlichen Fachgesellschaft für Akupunktur wird nach 140 bzw. 350 Stunden abgeschlossen.

Die Qualitätssicherung durch die Zusatzbezeichnung entspricht in etwa dem bisherigen Diplom A. Die umfangreiche Ausbildung ist die Vollausbildung in Akupunktur, die dem früheren Diplom B entspricht; sie umfasst das gesamte Indikationsspektrum der Akupunktur.

Erst die Vollausbildung befähigt zur Behandlung sämtlicher indizierter Krankheitsbilder; ein Qualifikationsnachweis wird von immer mehr Krankenkassen als Voraussetzung für die Erstattungsleistungen eingefordert. Die Akupunktur als diffizile und invasive Therapieform ist vom qualifizierten Arzt persönlich auszuführen und kann nicht delegiert werden.

Die Akupunkturleistung umfasst normalerweise lediglich das Setzen, Stimulieren und Wirkenlassen der Nadeln, wie in der GOÄ Nr. 269 und 269a definiert; darüber hinausgehende erforderliche Leistungen wie die spezielle Anamnese, spezifische Differenzialdiagnostik und weitere Leistungen wie Moxa, Schröpfen etc. sind in der Akupunkturleistung nicht enthalten und sind, falls nicht anders abgedeckt, zusätzlich in Rechnung zu stellen und vom Patienten zu tragen.

Die Akupunkturbehandlung ist wie jede andere Therapieform entsprechend der GOÄ zu erstatten.

Leistung **Akupunktur**	**GOÄ-Ziffer**	**analog**	**Punkte**	**Einfach-Satz in €**
Erstanamnese, Mindestdauer 60 Minuten, zur Einleitung einer Akupunkturbehandlung, einschließlich schriftlicher Aufzeichnungen		30	900	52,46
Anamnese, Mindestdauer 30 Minuten, bei der Fortsetzung einer Akupunkturbehandlung, einschließlich schriftlicher Aufzeichnungen		31	450	26,23
Anamnese, Mindestdauer 15 Minuten, bei der Fortsetzung einer Akupunkturbehandlung, einschließlich schriftlicher Aufzeichnungen		4	220	12,82
Akupunktur (Nadelstich-Technik) zur Behandlung von Schmerzen, je Sitzung	269		200	11,66
Akupunktur (Nadelstich-Technik) mit einer Mindestdauer von 20 Minuten zur Behandlung von Schmerzen, je Sitzung	269a		350	20,40
Akupunktur, je Sitzung		269	200	11,66
Akupunktur mit einer Mindestdauer von 20 Minuten, je Sitzung		269a	350	20,40
Körper- und Mikrosystemakupunktur gleichzeitig		269a	350	71,40 (3,5facher Satz!)
Moxaanwendung (zusätzlich zu 269 bzw. 269a möglich)		567	91	5,30
Schröpfen (zusätzlich zu 269 oder 269a möglich)	747		44	2,56
Massage im extramuskulären Bereich (Schröpfkopfmassage)	523		65	3,79
Hautdrainage durch multiple Inzisionen (zusätzlich zu 747 bei blutigem Schröpfen)	748		76	4,43

Akupunktur-Indikationsliste

Erkrankungen des Stütz- und Bewegungssystems
- Myofasziales Schmerzsyndrom
- Radikulärsyndrom
- Pseudoradikulärsyndrom
- Arthralgien, Arthrosen
- Arthritis, rheumatoide Arthritis
- HWS-Syndrom, zervikale Spondylitis
- Tortikollis
- BWS-Syndrom, Thorakalsyndrom
- LWS-Syndrom, Lumbago, Ischialgie
- Lumbosakrales Schmerzsyndrom
- Coccygodynie
- Schulter-Arm-Syndrom, frozen shoulder
- Periarthritis humeroscapularis
- Epikondylopathie, Karpaltunnelsyndrom
- Koxarthorse, Koxalgie
- Gonarthrose, Gonalgie
- Tendinopathie, Achillodynie
- Morbus Sudeck

Neurologische Erkrankungen
- Kopfschmerz, Migräne
- Trigeminusneuralgie
- Atypischer Gesichtsschmerz
- Interkostalneuralgie, Zosterneuralgie
- Phantomschmerz, Stumpfschmerz
- Polyneuropathie, Parästhesie
- Lähmungen, Hemiparese, Fazialisparese
- Zerebrale Anfallsleiden
- Minimale zerebrale Dysfunktion
- Entwicklungsstörungen im Kindesalter
- Vegetative Dysfunktion

Psychische und Psychosomatische Störungen und Suchterkrankungen
- Depressive Verstimmung, Depression
- Schlafstörungen, Erschöpfungszustand
- Psychovegetatives Syndrom, Unruhezustand
- Entgiftungsbehandlung und Therapiebegleitung bei Suchterkrankungen (z. B. Alkohol, Nikotin, Arzneimittel, illegale Drogen)
- Bulimie, Adipositas

Bronchopulmonale Erkrankungen
- Bronchitis, Pseudokrupp
- Hyperreagibles Bronchialsystem
- Asthma bronchiale

Herz-Kreislauf-Erkrankungen
- Funktionelle Herzerkrankungen
- Herzrhythmusstörungen
- Stenokardie, koronare Herzerkrankung
- Hypertonie, Hypotonie
- Durchblutungsstörung

Gastrointestinale Erkrankungen
- Funktionelle Magen-Darmstörung
- Singultus, Hyperemesis
- Oesophagitis, Gastritis, Gastroenteritis
- Ulcus ventriculi, Ulcus duodeni
- Cholangitis, Cholezystitis
- Gallenwegsdyskinesie, Hepatitis
- Obstipation, Diarrhoe
- Colon irritabile, Morbus Crohn
- Colitis, Colitis ulcerosa

Urologische Erkrankungen
- Zystitis, Prostatitis
- Pyelonephritis
- Funktionelle Störung des Urogenitaltraktes
- Reizblase
- Harninkontinenz
- Enuresis nocturna
- Impotenz

Gynäkologische Erkrankungen
- Zyklusstörung, Dysmenorrhoe
- Prämenstruelles Syndrom
- Klimakterisches Syndrom
- Adnexitis, Salpingitis
- Mastopathie
- Fertilitätsstörung, Frigidität
- Geburtsvorbereitung, Geburtseinleitung
- Geburtserleichterung, Laktationsstörung

Hals-Nasen-Ohren-Erkrankungen
- Pollinosis
- Rhinitis, Sinusitis, Tonsillitis
- Geruchsstörung, Geschmacksstörung
- Otitis
- Hörsturz, Schwerhörigkeit, Tinnitus
- M. Menière, Schwindel, Reisekrankheit
- Labyrinthitis
- Rezidivierende Stomatitis
- Stimmstörung

Augenerkrankungen
- Konjunktivitis, Blepharitis, Uveitis
- Visusschwäche
- Glaukom
- Retinitis pigmentosa, Makuladegeneration

Hauterkrankungen
- Urtikaria
- Neurodermitis, atopisches Ekzem
- Entzündliche Hauterkrankung
- Acne vulgaris, Furunkulose
- Ulcera crures, schlecht heilende Wunden
- Herpes simplex, Psoriasis

Sonstiges
- Tumorschmerz
- Postoperativer Schmerz, Zahnschmerz
- Posttraumatischer Schmerz
- Kollaps, Schockzustand
- Immunstörung

Anthroposophische Medizin

Die Anthroposophische Medizin wird umgesetzt in Arztpraxen, therapeutischen Zentren, Kliniken, Rehabilitationseinrichtungen und bei niedergelassenen Therapeuten. Sie ist eine integrative Medizin, die sich aus zwei Quellen speist: zum einen aus der naturwissenschaftlichen, konventionellen Medizin mit ihren Methoden und Ergebnissen, zum anderen aus geisteswissenschaftlichen Erkenntnissen. Beides gehört untrennbar zusammen.

Für anthroposophische Ärzte bilden körperliches und seelisches Leben gemeinsam mit der Individualität des Menschen eine Einheit, sie beeinflussen sich wechselseitig. Dies in Diagnose und Therapie zu berücksichtigen ist eine der wesentlichen Grundlagen der Anthroposophischen Medizin.

Die Anthroposophische Medizin versteht sich als Ergänzung zur konventionellen Medizin. Sie bezieht deren Erkenntnisse und Methoden umfassend ein und erweitert diese um geisteswissenschaftliche Aspekte, die den Menschen als Subjekt in seiner Gesamtheit erfassen. Rein naturwissenschaftlich orientierte Medizin beschränkt sich hingegen darauf, krankhafte Zustände allein aus physikalischen und chemischen Gesetzmäßigkeiten zu erklären. Die Anthroposophische Medizin bezieht zusätzliche Gesichtspunkte wie Leben, Seele und Geist des Menschen mit ein. Im Falle einer Krankheit zeigen sich Abweichungen und Extreme, die als diagnostische Parameter zur Verfügung stehen.

Anthroposophische Medizin ist deshalb nie pauschal. Sie vermeidet reine Routine. Auch wenn sich Krankheitsbilder durch ihre typischen Merkmale immer wieder gleichen, so bekommt doch jede Krankheit durch jeden Patienten ein eigenes Gesicht, das sich nicht von der Individualität des Patienten trennen lässt. Sie fragt deshalb nach den körperlichen ebenso wie nach den psychischen und persönlichen Voraussetzungen, die den krank machenden Faktoren erst den Weg geebnet haben. Diese zu erkennen und therapeutisch umzusetzen, sich jedem Patienten neu zuzuwenden, geleitet von wissenschaftlichen Erkenntnissen, ärztlicher Erfahrung, persönlicher Urteilsfähigkeit und Intuition, ist ein wichtiges Charakteristikum Anthroposophischer Medizin.

Anthroposophische Medizin hat auch ein anderes Verständnis von der Rolle des Patienten bei der Bewältigung seiner Krankheit. Für sie ist der Patient nicht nur Objekt ärztlicher Kunst, sondern gleichermaßen auch Subjekt und Partner des Arztes.

Das therapeutische Spektrum

Anthroposophische Medizin nutzt einerseits Verfahren, denen sich der Patient mehr passiv überlässt; ergänzend wendet sie aber auch Methoden an, die ihn als aktiv handelndes Subjekt einbeziehen. Ärztliche Eingriffe wie Operationen, das gesamte Spektrum der Physiotherapie und die allopathischen Medikamente der konventionellen Medizin fordern vom Patienten nur wenig Eigenaktivität. Künstlerische Therapien wie Sprachgestaltung, Musik, Malen, plastisches

Gestalten sowie Heileurhythmie, Gesprächstherapie (Psychotherapie, Biographiearbeit), Ernährung, Bewegung und Entspannungsverfahren setzen hingegen die aktive Mitarbeit des Patienten voraus.

Die medikamentöse Behandlung beruht zum einen auf der Gabe von anthroposophischen Medikamenten auf natürlicher Basis, deren Komposition durch die typischen Charakteristika einer Krankheit bestimmt wird. Darüber hinaus werden Mittel gegeben, die sich an den individuellen Besonderheiten des Patienten orientieren. Dabei richtet sich die medikamentöse Therapie nach dem altbewährten Grundsatz: „So wenig wie möglich, so viel wie nötig."

In schweren akuten oder lebensbedrohlichen Krankheitssituationen kann auf allopathische Medikamente meistens nicht verzichtet werden. Wenn es sich aber vermeiden lässt, werden Krankheitssymptome nicht unterdrückt, sondern es wird versucht, mit Hilfe von homöopathisch hergestellten und anderen anthroposophischen Arzneimitteln die Selbstheilungskräfte zu aktivieren und so den Körper dazu anzuregen, das gestörte Gleichgewicht wieder herzustellen.

Ambulante und stationäre Leistungen

Leistung **Anthroposophische Medizin**	**GOÄ-Ziffer**	**analog**	**Punkte**	**Einfach-Satz in €**
Biographische Anamnese oder Erstellen einer fachspezifischen Eingangsdiagnose und des Therapieplans unter anthroposophisch-menschenkundlichen Gesichtspunkten mit schriftlicher Aufzeichnung zur Indikationsstellung und Einleitung einer anthroposophisch begründeten Therapie, Mindestdauer 60 Minuten		30	900	52,46*
Biographische Folgeanamnese mit schriftlicher Aufzeichnung, Mindestdauer 30 Minuten		31	450	26,23*
Biographische Anamnese beim Kind mit schriftlicher Aufzeichnung, Mindestdauer 30 Minuten		30K	450	26,23*
Heileurythmie als Einzelbehandlung, Mindestdauer 50 Minuten**		870	750	43,72*
Heileurythmie als Gruppenbehandlung, Mindestdauer 50 Minuten, je Teilnehmer**		871	750	8,74*

Leistung Anthroposophische Medizin	GOÄ-Ziffer analog	Punkte	Einfach-Satz in €
Anthroposophische Kunsttherapie (Plastik, Malerei, Musik und Sprachgestaltung) als Einzelbehandlung, Mindestdauer 50 Minuten**	870	750	43,72*
Anthroposophische Kunsttherapie (Plastik, Malerei, Musik und Sprachegestaltung) als Gruppenbehandlung, Mindestdauer 50 Minuten, je Teilnehmer**	871	150	8,74*
Rhythmische Massage, Dauer mindestens 45 Minuten, ggf. mit Organeinreibungen (Materialkosten zuzüglich)**	725 +536	300 +51	17,49*** 2,97***
Rhythmische Einreibungen, Dauer mindestens 45 Minuten (Materialkosten zuzüglich)**	725	300	17,49***
Öldispersionsbad, einschließlich erforderlicher Massage (Materialkosten zuzüglich)	533 +507	150 +80	13,40***
Sprachtherapeutische Kurztherapie, Kau- und Schlucktraining, Dauer mindestens 30 Minuten**	1559	207	12,07*
Patientenschulung, Einzelperson, Mindestdauer 20 Minuten, einschließlich schriftlicher Evaluation	33	300	17,49*
Patientenschulung in Gruppen, 4 bis 12 Personen, je Teilnehmer und Sitzung	20	120	6,99***

* Gebührenrahmen bis Faktor 2,3

** Bei kürzerer Dauer entsprechend verminderter Satz

*** reduzierter Gebührenrahmen bis Faktor 1,8

Die Therapien sind nur im Rahmen ärztlich verordneter und kontrollierter Therapiekonzepte abrechnungsfähig.

Antihomotoxische Medizin

Die Antihomotoxische Medizin (entwickelt von dem Arzt und Homöopathen Dr. Hans-Heinrich Reckeweg, 1905–1985) ist – wie die Homöopathie – eine auf Arzneireizen beruhende Stimulationstherapie und ein wichtiges therapeutisches Instrument für Regeneration und Prävention.

Für die Antihomotoxische Medizin ist Krankheit kein Prozess, der isoliert irgendwo im Inneren von Zellen entsteht. Vielmehr ist die Entgleisung des umgebenden Milieus, die Störung des Fließgleichgewichts von Zelle zu Zelle, der auslösende Faktor.

Diese moderne Therapieform geht daher davon aus, dass Giftstoffe (Homotoxine), die sich im Maschenwerk des Bindegewebes (Matrix) sammeln, die eigentlichen Krankheitsursachen sind.

Der Abwehrkampf des Körpers als Ausdruck (Symptome) gegen diese Homotoxine läuft nach Dr. Reckeweg in **sechs Phasen** ab:

Phase 1: Ausscheidung **(Exkretion)**, geschieht durch Schwitzen oder Schuppen.
Phase 2: Entzündung **(Inflammation)**, macht sich als Fieber und/oder akute Bronchitis bemerkbar.
Phase 3: Nach der Ablagerung **(Deposition)**, die etwa zu Atherosklerose führt, gibt es einen „biologischen Schnitt“, ab dem sich der Organismus nicht mehr selbst heilt.
Phase 4: Es folgen Schädigung **(Imprägnation)** – ein mögliches Zeichen: Migräne –
Phase 5: Veränderung **(Degeneration)**, die mit Arthrose einhergehen kann, und schließlich
Phase 6: die Neubildung **(Dedifferenzierung)**, bei der sich maligne Tumoren entwickeln.

In der Antihomotoxischen Medizin wird meist indikationsbezogen (Orientierung an objektiven Symptomen) vorgegangen. Die Antihomotoxischen Arzneimittel stellen überwiegend Substanzgemische niedriger bis mittlerer Potenzen dar.

Für die Behandlung auf Basis des Verständnisses der Antihomotischen Medizin (und der Sechs-Phasen-Tabelle) gelten grundsätzlich folgende Richtlinien:

- Sorgfältige Erhebung der Anamnese (Krankheitsentwicklung) mit der Suche nach den Ursachen der Erkrankung und Dokumentation des Symptomenverlaufs
- Diagnosestellung unter antihomotoxischen Gesichtspunkten (Stadium der Giftbelastung, Vikariations-Chancen)
- Behandlung auf Basis der Gesetzmäßigkeiten der Antihomotoxischen Medizin – vor allem:
  1. Vermeidung der Giftzufuhr
  2. Einsatz Antihomotoxischer Arzneimittel (krankheitsorientiert)
  3. Ergänzende Antihomotoxische Maßnahmen (Blockadelösung, Stoffwechselaktivierung, Umstimmung u. a.).

Leistung **Antihomotoxische Medizin**	**GOÄ-Ziffer**	**analog**	**Punkte**	**Einfach-Satz in €**
Erhebung der homöopathischen Erstanamnese mit einer Mindestdauer von einer Stunde nach biographischen und homöopathisch-individuellen Gesichtspunkten mit schriftlicher Aufzeichnung	30		900	52,46
Dauert die Erhebung einer homöopathischen Erstanamnese bei einem Kind bis zum vollendeten 14. Lebensjahr weniger als eine Stunde, mindestens aber eine halbe Stunde, kann die Leistung nach Nummer 30 bei entsprechender Begründung mit der Hälfte der Gebühr berechnet werden	30a		450	26,23
Folgeanamnese, Mindestdauer 30 Minuten, einschließlich schriftlicher Aufzeichnungen	31		450	26,23
Gegensensibilisierung	263		90	5,25
Intrakutane Reiztherapie (Quaddelbehandlung), je Sitzung	266		60	3,50
Medikamentöse Infiltrationsbehandlung im Bereich einer Körperregion, auch paravertebrale oder perineurale oder perikapsuläre oder retrobulbäre Injektion und/oder Infiltration, je Sitzung	267		80	4,66
Medikamentöse Infiltrationsbehandlung im Bereich mehrerer Körperregionen (auch einer Körperregion beidseitig), je Sitzung	268		130	7,58
Infiltration in definierte Akupunkturpunkte (Homöosiniatrie)		269	200	11,66
Infusion	272		180	10,49
Eigenbluttherapie (Auto-Sanguis-Stufentherapie)	284		90	5,25

Ayurveda

Die in Indien überlieferte Naturheilkunde Ayurveda ist ein komplexes medizinisches System, das Diagnose, Therapie und Prävention umfasst.

Das besondere Anliegen des Ayurveda ist es, physiologische Imbalance in einem frühen Stadium zu erkennen und auszugleichen. Damit soll der Entstehung schwerwiegender Erkrankungen vorgebeugt werden. Auch bei der Behandlung chronischer Erkrankungen ist das Ziel der Therapie ein Ausgleich der zugrunde liegenden Ungleichgewichte.

Neben Diagnostik und Patientenberatung werden derzeit etwa zwanzig verschiedene Therapieformen beschrieben. Die wichtigsten Methoden und ihre GOÄ-analoge Abrechnung sind anschließend aufgeführt.

Mit Zunahme der Erfahrungen können zukünftig weitere Therapiemethoden zur Anwendung kommen.

Leistung Ayurveda	**GOÄ-Ziffer**	**analog**	**Punkte**	**Einfach-Satz in €**
Anamnese und Beratungen Umfassende ayurvedische Erstanamnese mit schriftlicher Aufzeichnung, einschließlich Bestimmung des Konstitutionstyps (Prakriti) und aktueller Störungen (Vikriti); inklusive konstitutionstypbezogener Beratung bzgl. Ernährung, Lebenshaltung usw; einschließlich Auswertung eventuell verwendeter Fragebögen Mindestdauer 1 Std.		30	900	52,46
Ayurvedische Folgeanamnese einschließlich schriftlicher Aufzeichnungen, Mindestdauer 30 Min.		31	450	26,23
Untersuchungen Ayurvedische Pulsdiagnose		831	80	4,66
Physikalische Therapie (Pancha Karma)				
Abhyanga Ganzkörper-Ölmassage, von 2 Therapeuten in 6 verschiedenen Positionen durchgeführt Therapiedauer ca. 40 Minuten – Großmassage		12×521	12×65	45,48

Leistung Ayurveda	GOÄ-Ziffer	analog	Punkte	Einfach-Satz in €
Gharshan Belebende Ganzkörper-Öl- und Trockenmassage, von 2 Therapeuten in 6 verschiedenen Positionen durchgeführt, Therapiedauer ca. 40 Minuten				
– Großmassage		12×521	12×65	45,48
– Überwärmungsbad		532	76	4,43
Pinda Sweda Synchron-Massage mit Reisbeuteln, von 2 Therapeuten in 4 + 6 verschiedenen Positionen durchgeführt Therapiedauer ca. 45 Minuten				
– Großmassage		12×521	12×65	45,48
– Heiße Rolle		4×530	4×35	8,16
Pizzichilli Ganzkörper-Synchron-Massage, unter fließendem warmen Öl, von 2 Therapeuten in je 6 verschiedenen Positionen durchgeführt Therapiedauer ca. 90 Minuten				
– Großmassage		12×521	12×65	45,48
– Überwärmungsbad		532	76	4,43
– Unterwasserdruckstrahl (analog Ölguss)		527	94	5,48
– Thermotherapie (Ölguss Headsche Zone)		565	120	7,00
Udvartana Stoffwechselaktivierende Ganzkörper-Synchron-Massage, von 2 Therapeuten in jeweils 6 verschiedenen Positionen durchgeführt Therapiedauer ca. 60 Minuten				
Großmassage		12×521	12×65	45,48
Vishesh Tiefenmuskelmassage, von 2 Therapeuten in 6 verschiedenen Positionen durchgeführt Therapiedauer ca. 40 Minuten				
– Großmassage		12×521	12×65	45,48

Leistung Ayurveda	GOÄ-Ziffer	analog	Punkte	Einfach-Satz in €
Nasya Behandlung von Nacken, Schulter und Kopf mit Massage, Überwärmungstherapie, Instillation von Nasenölen, Wärmekompressen				
– Großmassage		2×521	2×65	7,58
– Heiße Rolle		2×530	2×35	4,08
– Kauterisation im Naseninnern		1429	76	4,43
– Kons. Behandlung der Gaumenmandeln		1498	44	2,57
– Leitung ansteigendes Teilbad		531	46	2,68
– Inhalation		500	38	2,22
Netra Tarpana Mediz. bds. Augenbad				
– Thermotherapie bd. Augen		2×1340	185	21,56
– Teilmassage		520	45	2,62
Matra Basti Medizinischer Einlauf				
– Subaquales Darmbad		533	150	8,74
Brimhana Basti, Kshira Basti, Shodana Basti Medizinischer Einlauf Applikationsdauer 30 Minuten				
– Subaquales Darmbad		533	150	8,74
– Verweilen zur Überwachung		56	180	10,49
Lokales Svedana Lokale kom. Wärmebehandlung				
– Heiße Rolle		530	35	2,04
– Extensionsbehandlung		515	38	2,22
Svedana (Bashpasvedana) Ganzkörper-Kräuterdampfbad Dauer ca. 30 Minuten				
– Überwärmungsbad		532	76	4,43
– Verweilen zur Überwachung		56	180	10,49
Shirodhara Sedative Ölstrahltherapie des Kopfes Dauer ca. 30 Minuten				
– Thermotherapie		565	120	7,00
– Übende Verfahren		846	150	8,74

Leistung **Ayurveda**	**GOÄ-** **Ziffer**	**analog**	**Punkte**	**Einfach-** **Satz in €**
Shirobasti Sedatives Ölbad des Kopfes (Dauer ca. 40 Minuten)				
– Überwärmungsbad		532	76	4,43
– Thermotherapie		565	120	7,00

Sonstige Verfahren

Leistung **Ayurveda**	**GOÄ-** **Ziffer**	**analog**	**Punkte**	**Einfach-** **Satz in €**
Atemtherapie (Pranayama)		505	85	4,95
Yoga-Asana-Therapie		506	120	7,00
Yoga-Asana-Therapie Gruppenbehandlung		509	38	2,22
Meditation und Entspannungsverfahren		846	150	8,74
Meditation und Entspannungsverfahren, Gruppenbehandlung		847	45	2,62
Aromatherapie		500	38	2,22
Musiktherapie rezeptiv (Thandarva Veda)		846	150	8,74
Musiktherapie rezeptiv, Gruppenbehandlung		847	45	2,62

Bioenergetische Medizin

Bioenergie ist die Übersetzung des chinesischen Chi, dem die Vorstellung einer Lebensenergie zugrunde liegt, welche die physischen Abläufe steuert. Nach heutiger Auffassung ist die bioenergetische Medizin ein Teilgebiet der Quantenmedizin, welche in den Bereich der nichtlinearen Biophysik gehört.

Bioelektronische Systemdiagnostik und -therapie

Die Bioelektronische Systemdiagnostik und -therapie basiert auf den Erkenntnissen der Quantenphysik. Danach besteht alles im Universum aus elektromagnetischer Schwingung, auch der Mensch. Die Masse macht dabei den unbedeutenden Teil von etwa 0,001 % aus.

Lebende Systeme sind in der Lage, aus dem uns umgebenden elektromagnetischen Ozean sinnvolle, den Ordnungsgrad steigernde und damit lebensfördernde Signale herauszufiltern und zu verarbeiten. Damit ist ein Lerneffekt verbunden. Gleichzeitig geben sie Informationen an ihre Umgebung ab und erhalten damit ihr offenes Fließgleichgewicht.

Durch die ständige Kommunikation mit der Umgebung kann der Organismus sich nun anpassen und weiterentwickeln. Im Krankheitsfalle muss deshalb die akute Heilreaktion (z. B. Grippe) vom chronischen, unphysiologischen Verlauf abgetrennt werden. Ein Prozess wird in einem offenen System jedoch nur dann chronisch, wenn die Kommunikation gestört ist, und zwar nach außen und nach innen. Selbst in schweren Fällen gibt es aber immer noch genügend gesundes, kommunikationsfähiges Gewebe, das zur Unterstützung einbezogen werden kann.

Unter Zuhilfenahme eines bioelektronischen Gerätes wird nun folgendes Prinzip angewandt: Die gesunden Bereiche eines kranken Organismus werden mit der Information des Krankheitsherdes konfrontiert („Aufmerksamkeitssignal“), was hier zu einer „Gegenregulation“ im Sinne eines Heil-Signals führt. Dazu ist das chronisch kranke Gebiet allein nicht mehr fähig. Die Krankheit wird sozusagen auf gesundes Terrain verlagert und kann nachfolgend so ausheilen.

Man kann es aber auch so formulieren: In einer festgefahrenen Situation wird der gesamte Organismus mit sich selbst und seinen Problemen konfrontiert (Reflexion), wodurch ein Umdenken und dadurch Heilung erfolgen kann.

Elektroakupunktur nach Voll (EAV) und andere bioelektronische systemdiagnostische Verfahren

Die einzelnen Verfahren sind mit verschiedenen Gerätetypen möglich. Insbesondere sind hier die Verfahren zu nennen:

- EAV, Elektroakupunktur nach Voll
- BFD, Bioelektronische Funktionsdiagnostik

- BIT, Biophysikalische Informations-Therapie
- BICOM, Bioresonanzdiagnostik und -therapie
- MORA, Diagnostik und Therapie
- VEGA, Diagnostik und Therapie
- PROGNOS/VICTOR, Diagnostik und Therapie
- DECODER, Diagnostik und Therapie
- ET® Screen Pen , Diagnostik und Therapie
- ETD–Kirlian
- BIOTONOMETRIE

Alle bioelektronischen Verfahren sind nur abrechenbar, wenn entsprechende schriftliche Auswertungsprotokolle angefertigt werden.

Voraussetzung für die Abrechnung der verschiedenen bioelektronischen Leistungen ist weiterhin der Nachweis einer Fort- und Weiterbildung mit Abschlusszertifikat der zutreffenden Fachgesellschaft.

a) Bioelektronische Systemdiagnose

Basisuntersuchung:

Bei der medizinischen System- und Regulationsdiagnostik werden durch elektrophysikalische Messungen an anatomisch exakt lokalisierten Hautarealen sowohl der aktuelle Zustand als auch die Regulationsdynamik von zugehörigen Systemen und Subsystemen des menschlichen Organismus erfasst sowie vorhandene Störungen und Blockaden der autonomen Steuerungsmechanismen identifiziert.

Die Messung erfolgt an sogenannten „elektrisch signifikanten Punkten" der Haut, die von H. Heine als anatomische Substrate nachgewiesen wurden, d. h. vorwiegend an Akupunkturpunkten, deren Widerstandsverhalten gegenüber elektrischem Strom sich deutlich von der umgebenden Haut unterscheidet und die in ihrer energetischen Kopplung mit bestimmten Regulationssystemen und Organen des Organismus klar definiert sind. Zur Bewertung physiologischer bzw. pathologischer Verhältnisse dient die Messgröße des Hautwiderstandes sowie die Instabilität des körpereigenen Regelsystems, das durch einen Abfall der Messanzeige an der Messskala ersichtlich wird.

Resonanztest:

Ziel der bioelektronischen System- und Regulationstherapie ist anschließend die Wiederherstellung der physiologischen Regulationsfähigkeit des Organismus.

Hierzu wird in einem zweiten Schritt, der sich der Basisuntersuchung anschließt, zur Aufdeckung von Herden/Störfeldern, Intoxikationen aus Umwelt und Infekten, Mangelzuständen, Allergien und Intoleranzen gegenüber sowohl inkorporierten als auch zu inkorporierenden Materialien der Patient mit den entsprechenden Reizen konfrontiert. Bei „passendem Signal" zeigt der Organismus das typische physikalische Phänomen einer Resonanzantwort, was messtechnisch am zuvor pathologisch veränderten Messpunkt als Normalisierung erkennbar wird.

Leitwertmessungen zur Diagnostik dürfen nicht kumuliert werden, sondern sind gezielt nach medizinischer Notwendigkeit durchzuführen und entsprechend den schriftlichen Aufzeichnungen abzurechnen. Das Gebot der Wirtschaftlichkeit ist zwingend einzuhalten.

Leistung **Bioenergetische Medizin**	**GOÄ-Ziffer**	**analog**	**Punkte**	**Einfach-Satz in €**
Diagnostik				
1. Systemische Ganzheitsdiagnostik				
Resonanztest auf Toxine oder Allergene (umfassender Screening-Test, Dauer bis 60 Minuten) (nasaler Schleimhaut-Provokationstest) bei Heuschnupfen		395	280	16,32
Höchstwert für Leistungen nach Nr. 395, je Tag		396	560	32,64
Messung der Leitwertveränderungen auf der Haut bei Erkrankungen des Nervensystems		827	605	35,26
Messung der Leitwertveränderungen auf der Haut bei Erkrankungen der Muskulatur, des Bindegewebes, der Gelenke und der Haut		839	700	40,80
Messung der Leitwertveränderungen auf der Haut bei Erkrankungen der Nasennebenhöhlen, der Thoraxorgane		605	242	27,59
Messung der Leitwertveränderungen bei Erkrankungen des Blut- und Lymphsystems		621	127	14,48
Messung der Leitwertveränderungen auf der Haut bei Erkrankungen des Verdauungssystems		624	330	37,62
Messung der Leitwertveränderungen auf der Haut bei Erkrankungen von weiteren Funktionskreisen		838	550	32,06
Körperdecoderdermographie (zweimaliges Schreiben von 7 Standardableitungen am Körper)		827	605	35,26

Leistung Bioenergetische Medizin	GOÄ-Ziffer	analog	Punkte	Einfach-Satz in €
Kopfdecoderdermographie (zweimaliges Schreiben von 7 Standardableitungen am Kopf)		828	605	35,26
HLW-Test (Erhebung des Hautleitwerts an 7 definierten Körperstrecken zur eingehenden Prüfung auf Körperschemastörungen)		830	80	4,66
Regulationstest (zweimaliges Messen und Dokumentieren von 58 Akupunkturpunkten) zur Feststellung peripherer Funktionsstörungen mit Untersuchung der Nervenleitgeschwindigkeit		839	700	40,80
2. Diagnostik einer Toxinbelastung				
Messung von Leitwertveränderungen durch Umwelttoxine an 20 Messpunkten auf der Haut, einschließlich Dokumentation		385 1.-20. Test	45	2,62
Messung von Leitwertveränderungen durch Umwelttoxine an weiteren Messpunkten auf der Haut, einschließlich Dokumentation		386 21.-40. Test	30	1,75
Messung von Leitwertveränderungen durch Umwelttoxine an weiteren 40 Messpunkten auf der Haut, einschließlich Dokumentation *Mehr als 80 Tests sind pro Behandlungsfall nicht berechnungsfähig.*		387 41.-80. Test	– 20	– 1,17
3. Suchtest bei Nahrungsmittel-, Tierhaar- oder Inhalationsallergenen				
Testung auf der Haut und Bewertung der Messreaktion nach Kontakt mit bis zu 20 Allergenen und unverträglichen Stoffen, einschließlich Dokumentation		385 1.-20. Test	45	2,62
Testung auf der Haut und Bewertung der Messreaktion nach Kontakt mit bis zu weiteren 20 Allergenen und unverträglichen Stoffen, einschließlich Dokumentation		386 21.-40. Test	30	1,75

Leistung Bioenergetische Medizin	GOÄ-Ziffer	analog	Punkte	Einfach-Satz in €
Testung auf der Haut und Bewertung der Messreaktion nach Kontakt mit bis zu weiteren 40 Allergenen und unverträglichen Stoffen, einschließlich Dokumentation		387 41.-80. Test	20	1,17
4. Diagnostik von odontogenen Herden und dentalen Störfaktoren				
Reizstromapplikation an bis zu 36 Zahn-Kiefer-Gebieten, bukkal, lingual, palatinal und vestibulär zur Testung einer Herdbelastung, je Testung, einschließlich Dokumentation		551	48	5,04
Testung der Verträglichkeit und Unverträglichkeit zahnärztlicher Werkstoffe, die sich im Mund befinden (bis 20 Testungen), je Testung, einschließlich Dokumentation		385	45	2,62
5. Verträglichkeitstest von Fremdmaterialien in oder am Körper				
Testung der Verträglichkeit und Unverträglichkeit von Fremdmaterialien, die sich im oder am Körper befinden, mit bis zu 20 Testkörpern, je Testung, einschließlich Dokumentation		385 1.-20. Test	45	2,62
Testung der Verträglichkeit und Unverträglichkeit von Fremdmaterialien, die sich im oder am Körper befinden, mit bis zu weiteren 20 Testkörpern, je Testung, einschließlich Dokumentation		386 21.-40. Test	30	1,75
6. Weitere Diagnostik				
Bronchialer Provokationstest bei Asthma einschließlich Überwachung zur Erkennung von Schockreaktionen		397	380	22,15
Höchstwert für Untersuchungen nach 397		398	760	44,30
Oraler Provokationstest einschließlich Überwachung zur Erkennung von Schockreaktionen		399	200	11,66

Leistung Bioenergetische Medizin	GOÄ-Ziffer	analog	Punkte	Einfach-Satz in €
Austestung von chronischen Stressfaktoren (z. B. Störfelder) und deren Wechselwirkungen mit den Krankheitssymptomen zur optimalen Therapiefindung oder Austestung des konstitutionellen Schwachpunktes nach der 5-Elemente-Lehre		338	550	32,06
Testung der Drehrichtung von Körpersäften (z. B. Geopathietest)		832	158	9,21

b) Bioelektronische System-Therapien

Die Mehrzahl der eingesetzten Geräte arbeitet mit einem sehr kleinen elektrischen Fremdsignal, das die gewünschte Information als Antwort liefert. Eine Fortentwicklung ist das vom Fraunhofer-Institut mitentwickelte ET® Screen Pen-Verfahren.

Das therapeutische Konzept bestand zunächst darin, die vom Körper abgegriffenen Signale im Gerät elektronisch zu invertieren und damit die Signalmuster spiegelverkehrt anzubieten, um mit diesen invertierten Signalen die noch im Körper vorhandenen pathologischen Schwingungsanteile möglichst zu dämpfen bzw. aufzuheben. Die Weiterentwicklung dieses Konzeptes ermöglichte es, durch Nutzung des Resonanzprinzips mit Hilfe eines besonderen biologischen Filters (Molekularsaugkreis) die körpergünstigen physiologischen Schwingungen (H) von den körperungünstigen pathologischen Schwingungen (D) im Gerät elektronisch zu trennen und diese getrennten Informationsmuster bezüglich der Verstärkungen und der Frequenzbereiche unterschiedlich zu bearbeiten.

Das Ziel der Therapie besteht darin, die körpereigenen Schwingungen der Patienten durch Rückgabe der modulierten Signale als „therapeutische Schwingungen“ elektronisch so zu verändern, dass durch das veränderte physikalische Terrain in Folge die biochemischen Reaktionen immer mehr geordnet und im Sinne der verbesserten Grundregulation und der Stärkung des Immunsystems beeinflusst werden.

Es muss ausdrücklich hervorgehoben werden, dass die körpereigenen, elektromagnetischen Schwingungen, die in dem Gerät moduliert werden, nicht mit Ohm'schen Strömen zu verwechseln sind, die im Herzen oder Nervensystem des Patienten entstehen und die mit dem EKG, EEG oder EMG registriert werden können. Beim Eintritt in das Gerät werden diese Ohm'schen Ströme mit Hilfe einer optischen Entkoppelung von den ungerichteten elektromagnetischen Quanten getrennt, die allein weiterverarbeitet und an den Patienten zurückgegeben werden.

Leistung Bioenergetische Medizin	GOÄ-Ziffer	analog	Punkte	Einfach-Satz in €
Therapie				
1 Therapieschritte				
1.1 Grundtherapie mit endogenen (patienteneigenen) Frequenzen im Bereich mehrerer Körperregionen		268	130	7,58
1.2 Grundtherapie mit exogenen Medikamenten und Materialien, Reiztherapie pro Testsubstanz		266	60	3,50
1.3 Folgetherapie, z. B. Störfeldbehandlung oder Meridiantherapie (nach vorheriger Testung gem. Diagnostik Ziff. 2 – 6, sowie nach Durchführung einer Grundtherapie gem. Ziff. 1.1 oder 1.2), Grenzstrangblockade		497	220	12,82
1.4 Konstitutionsbehandlung nach vorheriger Austestung von Dauerstressfaktoren sowie nach Durchführung einer Grundtherapie		269	200	11,66
1.5 Ausleitung von Allergenen oder Gewebsgiften nach vorheriger Testung; bei Wiederholung entfällt Testung, Kurztherapie etwa 10 Minuten		497	220	12,82
1.6 Spezialausleitung mehrerer Allergene mit Immunmodulation und Meridiantherapie nach vorheriger Testung; bei Wiederholung entfällt Testung, Zeitaufwand bis zu 40 Minuten.				
– intrakutane Reiztherapie, Infiltrationsbehandlung		266	60	3,50
– in Körperregionen,		491	121	7,05
– Infiltration perineural,	255		95	5,54
– Photochemotherapie,		565	120	6,59
– Reizstrombehandlung		551	48	2,80
1.7 Matrix-Regenerations-Therapie Diese Kombinationsbehandlung dient der gründlichen Basisentgiftung des Gewebes. Mindestdauer 20 Minuten				
– Chirotherapie		3306	148	8,63
– Schmerzakupunktur	269		200	11,66
– Großflächiges Auftragen von Externa	209		150	8,74

Leistung Bioenergetische Medizin	GOÄ-Ziffer analog	Punkte	Einfach-Satz in €
1.8 Mikromagnetfeldbehandlung nach Ludwig (z. B. Indumed, Multicom) – Grenzstrangblockade	497	220	12,82
2 Spezielle Regulationsdiagnostik und -therapie			
Elektro-Neuraltherapie	565	120	6,99
Störfeld-Therapie	555 832	120 158	6,99 9,21
Kirlian-Fotografie	832	158	9,21
Spontane und reaktive Vasomotorik	639	454	26,46
Thermographie mit Schwarz-Weiß-Wiedergabe und Farbthermogramm, einschließlich der notwendigen Aufnahmen	624	330	19,23
3 VEGA Regulationsdiagnostik und -therapie VEGA – Audio-Color-Therapie	555	120	6,99
VEGA – MRT (= Matrix-Regenerations-Therapie) – Saugmassage	748	76	4,43
VEGA – MRT – Gleichstrombehandlung	554/551	91	5,30
VEGA – MRT – System Informations-Therapie	549	55	3,21
VEGA – Select – Grundtherapie	831	80	4,66
VEGA – Select – Kombinationstherapie	832	158	9,21
VEGA – CHECK	651	253	14,75*

* reduzierter Gebührenrahmen: Steigerungsfaktor: 1,8!

Elementar-Therapie

Elementar-Therapie ist der Einsatz von Elementen des periodischen Systems zu therapeutischen Zwecken. Dazu gehören sowohl Mengen- als auch Spurenelemente, Kombinationen von Elementen, anorganische und organische Verbindungen und galenische Aufbereitungen von Elementen.

Es handelt sich insgesamt um eine kausale, hochspezifische Therapie, wenn sie auf einer soliden diagnostischen Basis eingesetzt wird. Dazu sind neben den klinischen Hinweisen zelluläre und extrazelluläre Mineralanalysen erforderlich.

Der ungezielte Einsatz als „Aufbaumittel", „Roboranzien" oder „Mineralstoffpräparate" ist mit der hohen funktionellen Spezifität der Elemente nicht vereinbar.

Leistung **Elementar-Therapie**	**GOÄ-** **Ziffer**	**analog**	**Punkte**	**Einfach-** **Satz in €**
Einzel-Mineralanalysen				
Calcium	3555		40	2,33
Chlorid	3556		30	1,75
Kalium	3557		30	1,75
Natrium	3558		30	1,75
Eisen	3620		40	2,33
Magnesium	3621		40	2,33
Kupfer	4131		40	2,33
Untersuchungen mittels Atomabsorption*				
Eisen (im Urin)	4130		120	7,00
Kupfer (im Urin)	4132		410	23,90
Mangan	4133		410	23,90
Selen	4134		410	23,90
Zink	4135		90	5,25
Katalog:				
Aluminium	4190		410	23,90
Arsen	4191			
Blei	4192			
Cadmium	4193			
Chrom	4194			
Gold	4195			
Quecksilber	4196			
Thallium	4197			
Weitere Elemente und Spurenelemente	4198		410	23,90

Leistung Elementar-Therapie	GOÄ- Ziffer	analog	Punkte	Einfach- Satz in €
Untersuchungen aus Körpermaterialien mittels Atomabsorption*				
(Haare, Nägel, Haut, Zellen, Gewebe)		3555- 4198		
bis 10 Elemente		2 4198	2 410	47,80
11-20 Elemente		3 4198	3 410	71,70
21-30 Elemente		4 4198	4 410	95,60
über 30 Elemente		5 4198	5 410	119,50
Erläuternde Computerauswertung				
analog GOÄ		3	150	8,74

* Abrechnung nur durch Laborarzt; an die Stelle des 2,3fachen tritt der 1,15fache Gebührensatz!

Homöopathie

Der Begriff „Homöopathie" ist aus den griechischen Wortstämmen „homoios = ähnlich" und „pathos = Krankheit" geformt und bedeutet sinngemäß Krankheitsähnlichkeit. Das medizinische Konzept der Homöopathie beruht auf der Erfahrung, dass Arzneimittel ähnliche Krankheitsbilder heilen, wie sie diese bei Anwendung an gesunden Menschen auch hervorrufen können.

Homöopathische Arzneimittel werden deshalb vor der Anwendung an gesunden Personen geprüft, um ihren Wirkungskreis kennen zu lernen. Diese Ähnlichkeitsbeziehung ist der wichtigste Grundsatz der Homöopathie. In Diagnostik und Therapie geht sie grundsätzlich systemisch vor, das heißt sie bezieht nicht nur die krankheitsbedingten Symptome und Veränderungen ein, sondern sämtliche Bereiche des Kranken und arbeitet insofern ganzheitlich. Die Lehrinhalte und das praktische Vorgehen in der Homöopathie werden von direkter Beobachtung und Erfahrung bestimmt.

Die Arzneimittel werden gemäß HAB bei der Zubereitung für die Homöopathie durch Verreiben oder Verschütteln verdünnt und aufgeschlossen. Dieses Herstellungsverfahren erlaubt es, mit sehr geringen Substanzmengen zu arbeiten und dadurch die Gefahr toxischer Nebenwirkungen praktisch auszuschließen.

Homöopathische Arzneimittel

Homöopathische Arzneimittel werden aus den verschiedenen Ausgangsstoffen nach festgelegten Vorschriften hergestellt. In Deutschland sind diese Vorschriften im offiziellen homöopathischen Arzneibuch (HAB 1) festgelegt. Offizielle Arzneibücher gibt es in Deutschland und Frankreich; Rahmenbedingungen für die Herstellung homöopathischer Arzneimittel sind in den „Homöopathie-Richtlinien" der Europäischen Gemeinschaft festgeschrieben. Es gibt etwa 1500 verschiedene homöopathische aufgearbeitete Arzneistoffe.

Die homöopathische Anwendung von Arzneimitteln ist charakterisiert durch:

a) die Anwendung nach dem „Ähnlichkeitsprinzip",
b) die Arzneiprüfung an gesunden Personen,
c) die Herstellung durch stufenweise Verdünnung und Aktivierung mittels Verschüttelung oder Verreibung.
   Dieser Vorgang wird als „Potenzierung" bezeichnet.*

---

* s. a. S. 75 f.

Leistung **Homöopathie**	**GOÄ-Ziffer**	**analog**	**Punkte**	**Einfach-Satz in €**
Erhebung der homöopathischen Erstanamnese mit einer Mindestdauer von einer Stunde nach biographischen und homöopathisch-individuellen Gesichtspunkten mit schriftlicher Aufzeichnung zur Einleitung einer homöopathischen Behandlung – einschließlich homöopathischer Repertorisation und Gewichtung der charakteristischen psychischen, allgemeinen und lokalen Zeichen und Symptome des jeweiligen Krankheitsfalls, unter Berücksichtigung der Modalitäten, Alternanzen, Kausal- und Begleitsymptome, zur Auffindung des homöopathischen Einzelmittels, einschließlich Anwendung und Auswertung standardisierter Fragebögen *Dauert die Erhebung einer homöopathischen Erstanamnese bei einem Kind bis zum vollendeten 14. Lebensjahr weniger als eine Stunde, mindestens aber eine halbe Stunde, kann die Leistung nach Nummer 30 bei entsprechender Begründung mit der Hälfte der Gebühr berechnet werden.*	30		900	52,46
Homöopathische Folgeanamnese mit einer Mindestdauer von 30 Minuten unter laufender Behandlung nach den Regeln der Einzelmittelhomöopathie zur Beurteilung des Verlaufs und Feststellung des weiteren Vorgehens, einschließlich schriftlicher Aufzeichnung *Die Leistung nach Nummer 31 ist innerhalb von 6 Monaten höchstens dreimal berechnungsfähig.*	31		450	26,23

Hydrotherapie

Hydrotherapie ist ein wesentlicher Teilbereich der Physikalischen Therapie. Sie umfasst die Gesamtheit medizinischer Behandlungsmethoden mit (äußerer) Anwendung von Wasser; dazu gehören Waschungen, Umschläge, Wickel, Bäder, Güsse, Dämpfe, Kneippkuren und spezielle Verfahren innerhalb dieser Anwendungen.

Im Einzelnen gehören dazu:

Thermalbäder
Kneippkuren
Sauna
Prießnitzumschlag
Darmbad, subaquales
Ganzkörperwaschungen
Teilkörperwaschungen
Wechselarmbad
Wechselfußbad
Wechselarmguss
Wechselduschen
Ganzkörperpackungen
Teilkörperpackungen
Medizinische Bäder

Leistung **Hydrotherapie**	**GOÄ-Ziffer**	**analog**	**Punkte**	**Einfach-Satz in €**
Die Leistungen sind analog den Gebührenordnungsziffern zuzuordnen (s. Abschnitt „Physikalische Therapien", S. 62).	530		35	2,04
	531		46	2,68
	532		75	4,43
	533		150	8,74
	527		94	5,48
	553		46	2,68
	554		91	5,30

Hyperthermie

Die Hyperthermie wurde vor ca. 40 Jahren durch von Ardenne in Dresden erstmals in die Medizin eingeführt. Weltweit hat sich diese Anwendung inzwischen besonders in der Onkologie etabliert, wobei die extreme Ganzkörperhyperthermie (GKHT) nur von Therapeuten mit einer entsprechenden Ausbildung durchgeführt werden darf.

Zur extremen GKHT sollte nur eine wassergefilterte Infrarot-A-Strahlung eingesetzt werden, da dadurch einerseits eine gute Durchlässigkeit für Infrarot-A-Strahlung gegeben ist und andererseits die Infrarot-B- und -C-Strahlung fast vollständig absorbiert wird. Durch die Kombination von einem Wasserfilter mit Halogenleuchten erhält man eine Wärmestrahlung, die nahezu der spektralen Transmission der Haut entspricht. Bei gleicher Hautverträglichkeit erlaubt diese Vorgehensweise deshalb den Einsatz von Bestrahlungsstärken, die um ein Mehrfaches höher sind als bei der Anwendung anderer kommerzieller Infrarot- oder Halogenstrahler.

Eine Temperaturkontrolle sollte kontinuierlich an mindestens vier Messpunkten erfolgen, davon mindestens ein Messpunkt zur Erfassung der Körpertemperatur. Als wesentlicher Teil der Qualitätssicherung sind alle Maßnahmen und unerwünschten Ereignisse in nicht veränderbarer Form während der gesamten Behandlung fortlaufend zu dokumentieren.

Leistung **Hyperthermie**	**GOÄ-Ziffer**	**analog**	**Punkte**	**Einfach-Satz in €**
Subklinische Ganzkörperhyperthermie, Temperaturführung von 37 bis 38,5 °C,		5851*	6900	201,09 Faktor 0,5
zusätzliche Temperaturmessung	623*		140	8,16
Moderate Ganzkörperhyperthermie, Temperaturführung von 38,5 bis 40,0 °C, unter pflegerischer Betreuung mit ärztlicher Aufsicht,		5851*	6900	402,18 Faktor 1,0
zusätzliche Temperaturmessungen	623*		140	8,16
Intermediäre Ganzkörperhyperthermie, Temperaturführung von 40,0 bis 41,5 °C, unter pflegerischer Betreuung mit ärztlicher Aufsicht,		5851*	6900	723,92 Faktor 1,8
zusätzliche Temperaturmessungen	623*		140	8,16

Leistung Hyperthermie	GOÄ- Ziffer	analog	Punkte	Einfach- Satz in €
Extreme Ganzkörperhyperthermie > 41,5 °C (in der Regel 41,8 bis 42,3 °C im Extremplateau)		5851*	6900	1005,46 Faktor 2,5
zusätzlich: Oberflächenhyperthermie	5852**		1000	58,29
zusätzliche Temperaturmessungen,	623*		140	8,16
kontinuierlich an mind. 4 Messpunkten, mind. einer muss die Körperkerntemperatur erfassen		636	379	22,09
Alle Maßnahmen und Ereignisse sind während der gesamten Behandlung in nicht veränderbarer Form zu dokumentieren.				
zusätzlich: intensive med. Überwachung und Behandlung einschl. aller im Rahmen der Behandlung erbrachten Leistungen bis zu 24 Std. Dauer	435		900	52,46
zusätzlich: intravenöse Narkose	452		190	11,07
(mehrmalige Verabreichung des Narkotikums) oder Vollnarkose	453		210	12,24
Halbtiefe Hyperthermie, je Fraktion				
mit Betreuung,	5853**		2000	116,57
zusätzliche Temperaturmessungen	623*		140	8,16
Systemische Krebsmehrschritt-Therapie				
Die WIRA-Bestrahlung erfolgt dergestalt, dass zunächst die regionale und anschließend die moderate Hyper-		5854**	2490	145,14
thermie erbracht wird.		5851*	6900	402,18
Die ärztliche Leistung im Rahmen der Überwachung und Behandlung einschließlich aller im Rahmen der Behandlung erbrachten Leistungen umfasst einen Zeitraum von mehreren Stunden und ist nicht delegierbar.		435	900	52,46

Leistung **Hyperthermie**	**GOÄ-Ziffer**	**analog**	**Punkte**	**Einfach-Satz in €**
Zusätzliche Temperaturmessungen, kontinuierlich an mind. 4 Messpunkten, von denen mind. einer die Körperkerntemperatur erfassen soll, sowie kontinuierliche Temperaturschreibung	623*	636	140 379	8,16 22,09
Neben der Temperaturmessung nach Ziff. 623 alternativ: nichtinvasive Thermometrie		624	330	19,23
Neben der Leistung nach Ziff. 624 ist die Leistung nach Ziff. 623 nicht berechnungsfähig.				

* reduzierter Gebührenrahmen

** die Leistungen nach den Nummern 5852 – 5854 sind nur mit dem einfachen Gebührensatz berechnungsfähig.

Kinesiologie

Es handelt sich um eine primär diagnostische Methode, die den manuellen Muskeltest und seine Reaktionsänderungen durch diagnostische und therapeutische Maßnahmen verwendet und damit Aussagen über funktionelle Zusammenhänge von gesundheitlichen Störungen im Bereich der Allgemeinmedizin, Orthopädie, Urologie, Gynäkologie, Pädiatrie sowie fast aller anderen medizinischen Fachbereiche ermöglicht. Im zahnärztlich/kieferorthopädischen Bereich lassen sich die Auswirkung von Zahnbewegungen bzw. prothetischen Versorgungen auf die orthopädischen Strukturen genau kontrollieren sowie Herde und Störfelder diagnostizieren.

Die myognostische Untersuchung nach Schramm erfolgt durch Muskeltest am Arm in liegender Position unter Verzicht auf jeglichen vorangegangenen Einsatz spezifischer Übungen.

Die Therapie erfolgt mit manualmedizinischen Methoden aus der Chirotherapie oder Osteopathie, welche zum großen Teil an die zusätzlichen Möglichkeiten des manuellen Muskeltests adaptiert wurden.

Die Therapieverfahren bei der Behandlung von allgemeinmedizinisch-internistischen Störungen, besonders Allergien, Toxizitäten, Unverträglichkeiten, hormonellen Störungen und Dysbiose-Situationen, stammen u. a. aus Pharmakotherapie, orthomolekularer Medizin, Phytotherapie und Homöopathie.

Eine Untersuchung und Behandlung mit Applied Kinesiology erfasst typischerweise alle drei Seiten der Gesundheit (Struktur, Chemie, Psyche). Eine Behandlung kann in Einzeltests und -therapietechniken gesplittet werden, erfordert jedoch in vielen Fällen ein Mindestmaß an Abschluss innerhalb derselben Behandlung. Nur so können Läsionsketten fachgerecht beseitigt und Rezidive vermieden werden. Eine typische Zeitdauer einer Behandlung kann daher nicht angegeben werden. Die Leistung muss von einem Arzt/Ärztin oder Zahnarzt/Zahnärztin erbracht werden, der/die mindestens einen anerkannten Grundleistungsnachweis erbracht hat.

Leistung **Kinesiologie**	**GOÄ-** **Ziffer**	**analog**	**Punkte**	**Einfach-** **Satz in €**
Untersuchung mit Applied Kinesiology		8	260	15,16
Myognostische Untersuchung		838	550	32,06
Isokinetische Muskelfunktions-diagnostik *Die Leistung ist im Behandlungsfall nur einmal berechnungsfähig.*		842	500	29,14

Leistung Kinesiologie	GOÄ- Ziffer	analog	Punkte	Einfach- Satz in €
Provokationstests (pro Nahrungsmittel, pro Testsubstanz, pro Zahnersatzmaterial etc.)		388	35	2,04
Ab dem 11. Test		389	25	1,46
Manuelle Therapie: Korrektur eines Wirbelsegments	3306		148	8,63
Myofasziale Behandlung		3306	148	8,63
Chiropraktische Behandlung eines Hand- oder Fußgelenks		2211	278	16,20
Chiropraktische Behandlung eines Ellenbogen- oder Kniegelenks		2214	370	21,57
Chiropraktische Behandlung eines Schultergelenks		2218	540	31,48
Kraniosakrale Osteopathie mit den Techniken der Applied Kinesiology, Zeitdauer mindestens 20 Minuten		2681	400	23,31
Viszerale Osteopathie mit den Techniken der Applied Kinesiology, Zeitdauer mindestens 20 Minuten		1793	400	23,31
Sensomotorische Integrationsstörungen:				
– Diagnostik nach Vojta (Kleinkinder)	714		180	10,49
– Motokybernetischer Test				
(Schulkinder)	715		220	12,82
(Erwachsene)	826		99	5,77
Übungstherapie bei sensomotorischen Integrationsstörungen, mindestens 45 Minuten		725	300	17,49
Untersuchung Zahnstatus mit Konstruktionsbiss zzgl. dentallabortechnischer Leistungen bei Zahnärzten		3313	303	17,66
Kontrolluntersuchung bei Schienentherapie Konstruktionsbiss zzgl. dentallabortechnischer Leistungen bei Zahnärzten		3320	95	5,54
Störfelddiagnostik im Zahnbereich pro Quadrant		399	200	11,66

Mikrobiologische Therapie

Mikroökologische Therapien beeinflussen die Wechselbeziehungen zwischen dem Makroorganismus und dessen mikrobieller Besiedlung. Therapeutisches Ziel ist die Wiederherstellung des natürlichen ökologischen Gleichgewichts im Beziehungsgefüge zwischen Mikroorganismus und Makroorganismus (Mensch) bei vorliegenden Störungen dieses Systems.

Die therapeutischen Ansätze liegen einerseits bei der mikrobiellen Besiedlung (= Mikrobiologische Therapie), andererseits bei der Individualsituation des Makroorganismus (Ernährung, Lebensstil, Toxinbelastung, Stress).

Bei der Mikrobiologischen Therapie werden vornehmlich physiologische Bakterien eingesetzt, um Erkrankungen zu behandeln, die in Verbindung mit Funktionsstörungen des Immunsystems, der Schleimhäute und der bakteriellen Schleimhautbesiedelung stehen. Zu diesen Erkrankungen zählen u. a.

- Erkrankungen des atopischen Formenkreises (Atopisches Ekzem/Neurodermitis)
- Pollinosis/Heuschnupfen, Asthma bronchiale, Urtikaria
- akute und chronische Infekte im HNO-Bereich (Sinusitis, Otitis, Tonsillitis)
- akute und chronische Infekte der Atemwege
- chronische Infekte des Urogenitalbereiches
- gastrointestinale Störungen (Durchfallerkrankungen, chronische Obstipation, Reizdarm)
- chronisch entzündliche Darmerkrankungen

Der wesentliche Wirkmechanismus ist die Regulierung des Darmimmunsystems. Durch den therapeutischen Einsatz immunaktiver Bakterien wie Enterococcus faecalis und Escherichia coli und dessen Stoffwechselprodukte werden antigene Signale vor allem im Bereich des darmassoziierten Immunsystems gesetzt. Dadurch werden die immunkompetenten Zellen in der Schleimhaut aktiviert. Es werden aber nicht nur Abwehrleistungen im Bereich des darmassoziierten Immunsystems reguliert. Die Vernetzung innerhalb des Mukosaimmunsystems ermöglicht darüber hinaus Immunantworten an die verschiedenen schleimhautständigen Immunsysteme und weiteren Oberflächen. Dazu gehören Respirationstrakt, Urogenitaltrakt, Tränendrüsen, laktierende Brustdrüse sowie die Haut.

Ein weiterer Wirkmechanismus beruht auf der Beeinflussung des Darmmilieus durch Milchsäurebakterien (verschiedene Stämme von Laktobazillen und Bifidobakterien). Mit der Gabe dieser Bakterien wird über die Normalisierung der physiologischen Flora eine Optimierung der pH-Verhältnisse und die Verbesserung der Schutzfunktion der Schleimhaut erreicht. Auch tragen Milchsäurebakterien über die Produktion kurzkettiger Fettsäuren zur Nährstoffversorgung der Schleimhautzellen bei.

Für verschiedene Anwendungen liegen evidenzbasierte Studien vor:

- Laktobazillen bei Diarrhoe
- Milchsäurebakterien bei Neurodermitis

- Enterokokken bei chronischer Bronchitis
- Escherichia coli äquivalent zu Mesalazin bei Colitis ulcerosa
- Escherichia-coli-Extrakte zur Nebenwirkungsverminderung in der Onkologie

Mikrobiologische Therapie im weiteren Sinne

Weiterhin werden nicht physiologische und teilweise pathogene Keime eingesetzt. Zu nennen sind als apathogene Keime Saccharomyces boulardii (Durchfallbehandlung) und Bacillus subtilis.

Pathogene Keime werden in abgetöteter Form verwendet, sind jedoch nur in wenigen Handelspräparaten vertreten. Der Wirkmechanismus ist ähnlich wie bei einer Impfung zu sehen. Dabei kommen zur Anwendung: Branhamella (Neisseria) catarrhalis, Diplococcus pneumoniae, Escherichia coli Biovare, Haemophilus influenza, Klebsiella pneumoniae, Staphylococcus aureus, Streptococcus pneumoniae, Streptococcus pyogenes.

Autovaccine

Im Rahmen der Mikrobiologischen Therapie werden schon seit über 50 Jahren erfolgreich Autovaccine eingesetzt. Für diese Individualarzneimittel werden überwiegend abgetötete apathogene E. coli aus dem patienteneigenen Stuhl verwendet. Weiterhin werden Bakterien aus Urin, Rachenabstrich und neuerdings auch Candida-Hefen eingesetzt.

Für die Injektionsvaccine aus E. coli konnte in einer offenen Studie die Wirkung anhand von Zytokinmusterveränderungen nachgewiesen werden.

Autovaccine zur Injektion oder zur perkutanen Anwendung regen offensichtlich die immunaktiven Langerhanszellen der Haut an und führen so zu immunologischen Regulationsprozessen.

Alle Formen (Injektionen, perkutan, oral) werden über einen längeren Zeitraum (ca. 6 Wochen) mit langsamer Dosissteigerung appliziert. Indikationen für die Autovaccine sind: chronische bzw. chronisch-rezidivierende Mykosen, atopisches Ekzem/Neurodermitis und Allergien. Zunehmend steigt ihr Stellenwert bei der Behandlung von Colitis ulcerosa, Morbus Crohn, einigen weiteren Autoimmunerkrankungen und in der Tumornachsorge.

Autovaccine werden dabei, je nach Erkrankungsverlauf und Zustand des Patienten, adjuvant zu klassischen Behandlungsverfahren eingebunden in die mikrobiologische Therapie oder als Monotherapie eingesetzt.

Anwendung der Autovaccine

Leistung **Mikrobiologische Therapie**	**GOÄ-Ziffer**	**analog**	**Punkte**	**Einfach-Satz in €**
Intrakutane Reiztherapie (Quaddelbehandlung), je Sitzung	266		60	3,50

Diagnostische Verfahren im Zusammenhang mit der Mikrobiologischen Therapie

Eine bewährte Basisdiagnostik in der naturheilkundlichen Praxis stellt die Bestimmung der Leitkeimflora und ihrer physiologischen Leistungen dar. Bestimmt werden neben fakultativ pathogenen Mikroorganismen zahlreiche physiologische Bakterien.

Das Ergebnis der Diagnostik liefert einen Einblick in den Zustand der intestinalen Ökologie. Das Ausmaß der Abweichungen des Florabildes vom Normalbereich ist für den naturheilkundlichen Arzt ein wichtiges Entscheidungskriterium für Art und Umfang der Therapie. Vor allem beim chronisch kranken Patienten lassen sich anhand der Diagnostik Rückschlüsse auf das Ausmaß der Chronizität gewinnen (Reckeweg'sches System der vikariierenden Erkrankungen).

Bei gastrointestinalen Beschwerden ist das Florabild ein wichtiger Indikator für die Lokalisation der Beschwerden (Dünndarm/Dickdarm). Bei Verminderung von Milchsäurebakterien (Laktobazillen oder Bifidobakterien) ist durch die Diagnostik eine gezielte Substitution möglich.

Die Diagnostik ermöglicht ferner eine Verlaufskontrolle und kann zur Optimierung des Therapieregimes beitragen.

Weitergehende Stuhldiagnostik und andere Funktionstests

Neben dem Nachweis von Verdauungsrückständen, Verdauungsenzymen, Entzündungsparametern und sekretorischem Immunglobulin A erlauben Antikörpertests Rückschlüsse auf das Vorliegen verschiedener Erkrankungen (z. B. Helicobacter pylori, Zöliakie, Allergien). Die Vorteile der nicht invasiven Diagnostik für Patienten und Kostenträger liegen auf der Hand.

Zusätzlich können Atemgastests zum Nachweis von verschiedenen Zuckerintoleranzen oder Overgrowth-Syndrom durchgeführt werden.

Leistung **Mikrobiologische Therapie**	**GOÄ-Ziffer**	**analog**	**Punkte**	**Einfach-Satz in €**
Mikroskopische Untersuchung eines Nativpräparates, gegebenenfalls nach einfacher Aufbereitung (z. B. Zentrifugation) im Durchlicht- oder Phasenkontrastverfahren, je Material (z. B. Punktate, Sekrete, Stuhl)	3508		80	9,12

Laborleistungen im Zusammenhang mit der Mikrobiologischen Therapie*

Stuhluntersuchungen zur Abklärung der Schleimhautfunktionen (physiologische Flora, Entzündungs- und Immunparameter) sowie Diagnostik zur Abklärung von Erkrankungen des allergischen Formenkreises (Allergien, Pseudoallergien, Nahrungsmittelunverträglichkeiten und Intoleranzreaktionen)

Die folgenden Ziffern können direkt mit dem Labor abgerechnet werden.

Leistung Mikrobiologische Therapie	GOÄ-Ziffer	analog	Punkte	Einfach-Satz in €
Stuhluntersuchung auf Antikörper Immunglobulin E (IgE), Ligandenassay – gegebenenfalls einschließlich Doppelbestimmung und aktueller Bezugskurve –, Immundiffusion oder ähnliche Untersuchungsmethoden (im Stuhl)	3572		250	14,57
Sekret (Magen, Duodenum, Cervix uteri), mikroskopische Beurteilung	3660		40	4,56
Wasserstoffkonzentration (pH), potentiometrisch, jedoch nicht aus Blut oder Urin	3714		40	2,33
Entzündungsmarker aus Stuhl: $Alpha_1$-Antitrypsin, Immundiffusion oder ähnliche Untersuchungsmethoden	3739		180	10,49
Haptoglobin, Immundiffusion oder ähnliche Untersuchungsmethoden	3747		180	10,49
Granulozyten-Elastase, Ligandenassay – einschließlich Doppelbestimmung und aktueller Bezugskurve	3791		290	16,90
Lysozym	3793		120	7,00
Allergenspezifisches Immunglobulin (z. B. IgE), Mischallergentest (z. B. RAST), im Einzelansatz, Ligandenassay – gegebenenfalls einschließlich Doppelbestimmung und aktueller Bezugskurve – qualitativ, bis zu vier Mischallergenen, je Mischallergen	3890		250	14,57

* An die Stelle des 2,3fachen Gebührensatzes tritt der 1,15fache Gebührensatz.

Leistung Mikrobiologische Therapie	GOÄ-Ziffer	analog	Punkte	Einfach-Satz in €
Allergenspezifisches Immunglobulin (z. B. IgE), Einzelallergentest (z. B. RAST), im Einzelansatz, Ligandenassay – gegebenenfalls einschließlich Doppelbestimmung und aktueller Bezugskurve – bis zu zehn Einzelallergenen, je Allergen	3891		250	14,57
Untersuchung auf Antikörper gegen Giladin mittels quantitativer Immunfluoreszenzuntersuchung (mehr als zwei Titerstufen) oder ähnlicher Untersuchungsmethoden	3897		410	29,73
Antikörpernachweise im Stuhl: Bestimmung von Antikörpern mittels Ligandenassay – gegebenenfalls einschließlich Doppelbestimmung und aktueller Bezugskurve; Untersuchungen mit ähnlichem methodischem Aufwand	4291		350	20,40
Quantitative Bestimmung von Antikörpern mittels Immunfluoreszenz oder ähnlicher Untersuchungsmethoden Candida albicans	4418		510	29,73
Untersuchung mit ähnlichem methodischem Aufwand	4419		510	29,73
Lichtmikroskopische Untersuchung des Nativmaterials zum Nachweis von Bakterien, einschließlich Einfärbung mit Fluorochromen, qualitativ, je Untersuchung	4515		160	9,33
Untersuchung mit ähnlichem methodischem Aufwand	4516		160	9,33
Lichtmikroskopische, immunologische Untersuchung des Nativmaterials zum Nachweis von Bakterien, einschließlich Fluoreszenz-, Enzym- oder anderer Markierung, je Antiserum	4518		250	14,57

Leistung Mikrobiologische Therapie	GOÄ- Ziffer	analog	Punkte	Einfach- Satz in €
Untersuchung zum Nachweis von Bakterien durch einfache Anzüchtung oder Weiterzüchtung auf Nährböden, aerob (z. B. Blut-, Endo-, McConkey-Agar, Nährbouillon), je Nährmedium	4530		80	4,66
Eine mehr als viermalige Berechnung der Leistung nach Nummer 4530 bei Untersuchungen aus demselben Untersuchungsmaterial ist nicht zulässig.				
Untersuchung zum Nachweis von Bakterien durch Anzüchtung oder Weiterzüchtung bei besonderer Temperatur, je Nährmedium	4531		100	5,83
Untersuchung zum Nachweis von Bakterien durch einfache Anzüchtung: Bakterien durch Anzüchtung oder Weiterzüchtung in anaerober oder mikroaerophiler Atmosphäre, je Nährmedium	4533		250	14,57
Bakterien durch Anzüchtung oder Weiterzüchtung auf Selektiv- oder Anreicherungsmedien, aerob (z. B. Blut-Agar mit Antibiotikazusätzen, Schokoladen-, Yersinien-, Columbia-, Kochsalz-Mannit-Agar, Thayer-Martin-Medium), je Nährmedium	4538		120	7,00
Bakterien durch besonders aufwändige Anzüchtung oder Weiterzüchtung auf Selektiv- oder Anreicherungsmedien (z. B. Campylobacter-, Legionellen-, Mycoplasmen-, Clostridium difficile-Agar), je Nährmedium	4539		250	14,57
Orientierende Identifizierung, Untersuchung von angezüchteten Bakterien mit einfachen Verfahren (z. B. Katalase-, Optochin-, Oxidase-, Galle-, Klumpungstest), je Test und Keim	4545		60	3,50

Leistung **Mikrobiologische Therapie**	**GOÄ-Ziffer**	**analog**	**Punkte**	**Einfach-Satz in €**
Identifizierung, Untersuchung von angezüchteten Bakterien mit aufwändigeren Verfahren (z. B. Äskulinspaltung, Methylenblau-, Nitratreduktion, Harnstoffspaltung, Koagulase-, cAMP-, O-F-, Ammen-, DNAse-Test), je Test und Keim	4546		120	7,00
Identifizierung, Untersuchung von aerob angezüchteten Bakterien mittels bunter Reihe (bis zu acht Reaktionen), je Keim	4548		160	9,33
Identifizierung, Untersuchung von aerob angezüchteten Bakterien mittels erweiterter bunter Reihe, mindestens zwanzig Reaktionen, je Keim	4549		240	13,99
Identifizierung, Untersuchung anaerob angezüchteter Bakterien mittels erweiterter bunter Reihe in anaerober oder mikroaerophiler Atmosphäre, je Keim	4550		330	19,24
Lichtmikroskopische Untersuchung angezüchteter Bakterien, einschließlich Anfärbung, qualitativ, je Untersuchung Gramfärbung (Bakterienkultur-Ausstrich)	4553		60	3,50
Lichtmikroskopische, immunologische Untersuchung von angezüchteten Bakterien, einschließlich Fluoreszenz-, Enzym- oder anderer Markierung, je nach Antiserum	4560		290	16,90
Untersuchung zum Nachweis von Bakterienantigenen mittels Ligandenassays (z. B. Enzym-, Radioimmunoassay), gegebenenfalls einschließlich Doppelbestimmung und aktueller Bezugskurve, qualitativ, je Untersuchung	4561 4562 4563 4564		250 250 250 250	14,57 14,57 14,57 14,57
Untersuchungen mit ähnlichem methodischem Aufwand	4565		250	14,57

Leistung **Mikrobiologische Therapie**	**GOÄ-Ziffer**	**analog**	**Punkte**	**Einfach-Satz in €**
Untersuchung von angezüchteten Bakterien über Metabolitprofil mittels Gaschromatographie, je Untersuchung – Anaerobier	4567		410	23,90
Untersuchung mit ähnlichem methodischem Aufwand	4568		410	23,90
Untersuchung von angezüchteten Bakterien über Metabolitprofil (z. B. Fettsäurenprofil) mittels Gaschromatographie, einschließlich aufwändiger Probenvorbereitung (z. B. Extraktion) und Derivatisierungsreaktion, je Untersuchung	4570		570	33,22
Untersuchung von angezüchteten Bakterien mittels chromatographischer Analyse struktureller Komponenten, je Untersuchung	4571		570	33,22
Untersuchung von angezüchteten Bakterien mittels Agglutination (bis zu höchstens 15 Antiseren je Keim), je Antiserum – Beta-hämolysierende Streptokokken	4572		120	7,00
– Escherichia coli	4573		120	7,00
– Salmonellen	4574		120	7,00
– Shigellen	4575		120	7,00
Untersuchung mit ähnlichem methodischem Aufwand	4576		120	7,00
Untersuchung zum Nachweis und zur Identifizierung von Bakterien durch Anzüchtung in Flüssigmedien und Nachweis von Substratverbrauch oder Reaktionsprodukten durch photometrische, spektrometrische oder elektrochemische Messung (z. B. teil- oder vollmechanisierte Geräte für Blutkulturen), je Untersuchung	4584		250	14,57

Leistung Mikrobiologische Therapie	GOÄ-Ziffer	analog	Punkte	Einfach-Satz in €
Bakterientoxine mittels Ligandenassays (z. B. Enzym-, Radioimmunoassay), gegebenenfalls einschließlich Doppelbestimmung und aktueller Bezugskurve, je Untersuchung Clostridium difficile, tetani oder Botulinum	4590		250	14,57
Enteropathogene Escherichia coli-Stämme	4591		250	14,57
Untersuchung zur Bestimmung der Keimzahl mittels Eintauchobjektträgerkultur (z. B. Cult-dip Plus®, Dip-Slide®, Uricount®, Uricult®, Uriline®, Urotube®), semiquantitativ, je Urinuntersuchung	4605		60	6,84
Untersuchung zur Bestimmung der Keimzahl in Flüssigkeiten mittels Oberflächenkulturen oder Plattengussverfahren nach quantitativer Aufbringung des Untersuchungsmaterials, je Untersuchungsmaterial	4606		250	28,50
Untersuchung zum Nachweis von Hemmstoffen, je Material	4607		60	3,50
Lichtmikroskopische Untersuchung zum Nachweis von Pilzen im Nativmaterial nach Präparation (z. B. Kalilauge) oder aufwändigerer Anfärbung (z. B. Färbung mit Fluorochromen, Baumwollblau-, Tuschefärbung), je Material	4711		120	13,68
Untersuchung zum Nachweis von Pilzen durch An- oder Weiterzüchtung auf einfachen Nährmedien (z. B. Sabouraud-Agar), je Nährmedium	4715		100	11,40
Untersuchung zum Nachweis von Pilzen durch An- oder Weiterzüchtung auf aufwändigeren Nährmedien (z. B. Antibiotika- Wuchsstoffzusatz), je Nährmedium	4716		120	7,00
Züchtung von Pilzen auf Differenzierungsmedien (z. B. Harnstoff-, Stärkeagar), je Nährmedium	4717		120	7,00

Leistung Mikrobiologische Therapie	GOÄ- Ziffer	analog	Punkte	Einfach- Satz in €
Identifizierung von angezüchteten Pilzen mittels Röhrchen- oder Mehrkammerverfahren mit mindestens sechs Reaktionen, je Pilz	4721		250	14,57
Lichtmikroskopische Identifizierung angezüchteter Pilze, einschließlich Anfärbung (z. B. Färbung mit Fluorochromen, Baumwollblau-, Tuschefärbung), je Untersuchung	4722		120	7,00
Amplifikation von Nukleinsäuren oder Nukleinsäurefragmenten mit geschachtelter Polymerasekettenreaktion (nested PCR)	4784		1000	58,29
Identifizierung von Nukleinsäurefragmenten durch Hybridisierung mit radioaktiv oder nichtradioaktiv markierten Sonden und nachfolgender Detektion, je Sonde	4785		300	17,49
Trennung von Nukleinsäurefragmenten mittels elektrophoretischer Methoden und anschließendem Transfer auf Trägermaterialien (z. B. Dot-Blot, Slot-Blot)	4786		600	58,29
Identifizierung von Nukleinsäurefragmenten durch Sequenzermittlung	4787		2000	116,58

Neuraltherapie

Unter Neuraltherapie wird die gezielte Behandlung des vegetativen Nervensystems und peripherer Nerven mit einem Lokalanästhetikum verstanden. Dafür sind drei verschiedene Ansatzpunkte möglich:

1. die Segment- oder lokale Therapie
2. die Behandlung von Nervenknotenpunkten (Ganglien)
3. die Behandlung über ein kausales Störfeld

Neuraltherapie nach Huneke ist ein regulationsmedizinisches Behandlungsverfahren unter Benutzung des neurovegetativen Systems. Zur Anwendung kommt in erster Linie Procain, das neben seiner sympathiko-parasympathikolytischen Eigenschaft zusätzlich substanzeigene gefäßdilatatorische Wirksamkeit besitzt.

Die Abrechnung der nachstehenden Ziffern ist teilweise Erfahreneren vorbehalten, die über eine entsprechende Ausbildung durch die Fachgesellschaft verfügen.

Die Ziffern beinhalten sowohl die Segment-, die Ganglien- als auch die Störfeldbehandlung.

Leistung Neuraltherapie	**GOÄ-Ziffer**	**analog**	**Punkte**	**Einfach-Satz in €**
Injektion, subkutan, submuskulös, intrakutan oder intramuskulär	252		40	2,33
Injektion intravenös	253		70	4,08
Injektion intraarteriell	254		80	4,66
Injektion intraartikulär oder perineural	255		95	5,54
Injektion in den Periduralraum	256		185	10,78
Injektions- und/oder Infiltrationsbehandlung der Prostata, je Sitzung	264		120	7,00
Intrakutane Reiztherapie (Quaddelbehandlung), je Sitzung	266		60	3,50
Medikamentöse Infiltrationsbehandlung im Bereich einer Körperregion, auch paravertebrale oder perineurale oder perikapsuläre oder retrobulbäre Injektion und/oder Infiltration, je Sitzung	267		80	4,66
Punktion eines Gelenks (Instillation)	300		120	7,00

Leistung Neuraltherapie	GOÄ- Ziffer	analog	Punkte	Einfach- Satz in €
Punktion eines Ellenbogen-, Knie- oder Wirbelgelenks (Instillation)	301		160	9,33
Punktion eines Schulter- oder Hüftgelenks (Instillation)	302		250	14,57
Punktion der Schilddrüse (Instillation)	319		200	11,66
Infiltration kleinerer Bezirke	490		61	3,56
Infiltration größerer Bezirke	491		121	7,05
Leitungsanästhesie, perineural	493		61	3,56
Blockade des Truncus sympathicus (lumbaler Grenzstrang oder Ggl. stellatum, Ggl. cervicale med., Ggl. cervicale superius)	497		220	12,82
Blockade des Truncus sympathicus (Ggl. coeliacum rechts und/oder links)	498		300	17,49
Blockade eines Nervs im Bereich der Schädelbasis (z. B. Ggl. pterygopalatinum, Ggl. Gasseri, Ggl. oticum) rechts und/oder links	2599		225	13,12

Organotherapie

Organotherapeutika im Sinne des Arzneimittelsgesetzes sind Arzneimittel, die ausschließlich oder überwiegend aus tierischen Organen, Organteilen, Zellen, Zellorganellen, Zellkompartimenten, Mikroorganismen, zellulären oder extrazellulären Flüssigkeiten hergestellt oder galenisch zubereitet werden.

Organotherapeutika sind biogene Mehrstoffgemische, deren Identitätsmuster durch die Artspezifität des Ausgangsmaterials und die charakteristische Zusammensetzung aus biochemischen Substraten und/oder Enzymen geprägt ist.

Dementsprechend gehören folgende Arzneimittelgruppen dazu:

- Organpräparate
- Gewebepräparate
- Zellpräparate
- Zellorganellen-Konzentrate
- Zellkompartimente
- Extrakte
- Hydro-, Dialysate
- Filtrate, Ultrafiltrate
- Organsekrete, -inkrete
- Serotherapeutika
- Enzyme
- Intermediäre Katalysatoren
- Potenzierte Organotherapeutika, Wachstumsfaktoren

Eine gewisse Sonderstellung nehmen ein:

a) Enzym-Kombinationen, die aus animalischen, pflanzlichen und mikrobiellen Enzympartnern zusammengesetzt sind und in erster Linie in der systemischen Enzymtherapie eingesetzt werden.
b) Intermediäre Katalysatoren, die Enzyme animalischer Herkunft, Co-Faktoren (Elemente, Vitamine) und/oder pflanzliche Begleitstoffe enthalten.

Sie gehören zu den Organotherapeutika, wenn die organischen Bestandteile überwiegen oder Leitsubstanzen sind.

Die Leistungen richten sich nach der Applikationstechnik und sind den GOÄ-Ziffern entsprechend anzusetzen:

- Transplantation
- Implantation
- Injektion intravenös, intramuskulär, subkutan, intrakutan
- topisch
- oral

Teilbereichsgebiete der Organotherapie mit besonderen Indikationen, Mitteln und Verfahren sind:

- Enzymtherapie
- Thymustherapie
- Zelltherapie

Enzymtherapie

Enzymtherapie ist der therapeutische Einsatz von Einzelenzymen, Enzymgemischen und Enzymkombinationen zur Milderung oder Behebung von Enzymmangelzuständen oder zur Verstärkung metabolischer Schritte.

Systemische Enzymtherapie

Während die klassische Enzymtherapie mit dem Prinzip der topischen Substitution arbeitet, liegt das therapeutische Ziel bei der systemischen Therapie fernab vom physiologischen Entstehungs- und Wirkungsort. Dies setzt voraus, dass die zugeführten Enzyme als aktive Verbindungen in den Kreislauf gelangen, um therapeutische Wirkungen an pathologischen Gewebekomplexen im Körper entfalten zu können.

Thymustherapie

Infolge der zentralen Stellung des Thymusorgans kommen Thymus-Präparate bei Immunmangelzuständen verschiedener Schweregrade in folgenden Aufbereitungen zur therapeutischen Anwendung:

- Thymus-Transplantationen
- Thymus-Gewebesuspensionen
- Thymus-Faktoren
- Thymus-Peptide

Zelltherapie

Zelltherapie ist eine therapeutische Applikation von Zellen und Gewebesuspensionen. Im medizinischen Sprachgebrauch wurde der Begriff weitgehend auf die Injektionsimplantation heterologer, fetaler oder juveniler Zellpräparationen eingeengt. Doch auch der Einsatz humaner fetaler Zellen und Gewebe hat in den letzten Jahren wesentliche Fortschritte erfahren. Von den Zelllyophylisaten hat insbesondere das Resistocell® eine wesentliche Verbreitung erfahren.

Weiterhin sind erste Erfolge auf dem Gebiet der Immunologie durch den Einsatz von entsprechenden Immunzellen zur „zellulären Immuntherapie“ oder „Adoptions-Immuntherapie“ zukunftsträchtige Behandlungsoptionen, die die therapeutischen Möglichkeiten besonders im Bereich der Onkologie deutlich erweitern.

Formen

Im strengen, zugleich weitesten Sinne der Definition gehören auch jahrhundertealte klassische Verfahren hierher wie die Bluttransfusion. Moderne Verfahren verwenden Stammgewebe oder isolierte Zellfraktionen des Blutes. Dazu gehören:

- Knochenmarktransplantationen
- Erythrozytenkonzentrate
- Leukozytenkonzentrate
- Thrombozytenkonzentrate

Im Übergangsstadium zwischen experimenteller Prüfung und klinischem Einsatz befinden sich Transplantationen:

- Nebennierenzellen
- Muskelzellen
- natürliche Killerzellen (NK-Zellen)
- Lymphokinaktivierte Killerzellen (LAK-Zellen)
- dendritische Zellen
- fetale Leberzellen
- fetale Thymuszellen
- fetale Pankreaszellen
- fetale Osteoblasten
- fetale Hautzellen

Während hier vorwiegend mit autologem Zellmaterial gearbeitet wird, liegt das ausgedehnteste praktische Erfahrungsgut mit dem Einsatz xenogener Zellpräparate vor. Dafür werden Zellen fast aller Warmblüterorgane verwendet.

Applikationsformen

Zellmaterial kann zu therapeutischen Zwecken zugeführt werden in Form von:

- Transplantation
- Implantation
- Injektion
- topisch (Haut)

Eine Kombination stellt die Applikation von Zellsuspensionen in physiologischen Lösungen in Form der Injektionsimplantation dar.

Eine besondere Form stellt die Applikation lebender Immunzellen zur Tumorbehandlung dar, die sowohl kutan (intradermal, subkutan) als auch intravenös oder auch speziell intratumoral erfolgen kann.

Leistung **Zelltherapie**	**GOÄ-Ziffer**	**analog**	**Punkte**	**Einfach-Satz in €**
Infusion von Zellpräparaten, je Sitzung		279	180	10,49
Implantation von Zellmaterial aus Lyophylisaten, tiefsubkutan, je Sitzung		2442	900	52,46
Injektion von Zellpräparationen, je Sitzung		264	120	6,99

Leistung Zelltherapie	GOÄ- Ziffer	analog	Punkte	Einfach- Satz in €
Transplantation von Zellmaterial, intradermal, intravenös, intratumoral		2380	310	18,07
Auftragen topischer Zellpräparate		209	150	8,74

Zusätzlich fallen Labor- und Materialkosten an, die von dem verwendeten Zellmaterial abhängen.

Orthomolekulare Therapie

Die orthomolekulare Medizin strebt eine adäquate therapeutische Versorgung mit dem Ziel an,

„die richtigen Stoffe in der richtigen Menge“

einzusetzen. Durch gezielte Wahl der Mittel und Substanzkonzentrationen, wie sie im Körper vorliegen, soll ein Optimum an therapeutischer Wirksamkeit und Verträglichkeit erreicht werden.

Die zum therapeutischen Einsatz verwendeten Mittel rekrutieren sich aus:

Elementen, Spurenelementen, Vitaminen, Fettsäuren, Enzymen und intermediären Katalysatoren.

Die Ernährungslenkung spielt im therapeutischen Konzept eine zentrale Rolle. Überschneidungen mit anderen biologischen Therapierichtungen sind systemimmanent.

Leistung **Orthomolekulare Medizin**	**GOÄ-Ziffer**	**analog**	**Punkte**	**Einfach-Satz in €**
Für die Orthomolekulare Medizin gelten die unter „Elementar-Therapie“ aufgelisteten Untersuchungen.	3555 bis 3558 3620 3621 4130 bis 4135* 4190 bis 4198*			
25-Hydroxy-Vitamin D (25-OH-D, D2), Ligandenassay, einschließlich Doppelbestimmung und aktueller Bezugskurve*	4138**		480	27,98
1,25-Dihydroxy-Vitamin D (1,25-$(OH)_2D_3$, Calcitriol), Ligandenassay, einschließlich Doppelbestimmung und aktueller Bezugskurve*	4139**		750	43,72
Folsäure und/oder Vitamin B12, Ligandenassay, gegebenenfalls einschließlich Doppelbestimmung und aktueller Bezugskurve*	4140**		250	14,57

Leistung Orthomolekulare Medizin	GOÄ- Ziffer	analog	Punkte	Einfach- Satz in €
Untersuchung von Vitaminen mittels Hochdruckflüssigkeits-chromatographie			360	20,98
Katalog*				
– Vitamin A	4141**			
– Vitamin E	4142**			
Untersuchung von Vitaminen mittels Hochdruckflüssigkeits-chromatographie			570	33,22
Katalog*				
– 25-Hydroxy-Vitamin D (25-OH-D, D2)	4144**			
– Vitamin B1	4145**			
– Vitamin B6	4146**			
– Vitamin K	4147**			

* Abrechnung nur durch den Laborarzt möglich.

** An die Stelle des 2,3fachen tritt der 1,15fache Gebührensatz.

Physikalische Therapie

Die physikalische Therapie umfasst eine Gruppe von Behandlungsmethoden, welche physikalisch beschrieben werden und physikalisch wirksam sind. Benutzt werden mechanische, thermische, elektrische, elektromagnetische Wirkprinzipien und deren Kombinationen. Die biologische Wirksamkeit dieser physikalischen Mechanismen ist Grundlage des therapeutischen Handelns.

Physikalische Therapien sind nur im Rahmen ärztlich verordneter und kontrollierter Therapiekonzepte abrechnungsfähig. Bei Gruppentherapien ist der einfache GOÄ-Satz anzusetzen, bei Einzelbehandlungen kann der 2,3fache Steigerungssatz ohne Begründung in Anspruch genommen werden.

Leistung **Physikalische Medizin**	**GOÄ-Ziffer**	**analog**	**Punkte**	**Einfach-Satz in €**
1. Inhalationen				
Inhalationstherapie, auch mittels Ultraschallvernebelung	500		38	2,22
Inhalationstherapie mit intermittierender Überdruckbeatmung (z. B. Bird-Respirator) *Neben der Leistung nach Nummer 501 sind die Leistungen nach den Nummern 500 und 505 nicht berechnungsfähig.*	501		86	5,01
2. Krankengymnastik und Übungsbehandlungen				
Atmungsbehandlung, einschließlich aller unterstützenden Maßnahmen	505		85	4,95
Krankengymnastische Ganzbehandlung als Einzelbehandlung, einschließlich der erforderlichen Massage(n)	506		120	7,00
Krankengymnastische Teilbehandlung als Einzelbehandlung, einschließlich der erforderlichen Massage(n)	507		80	4,66
Krankengymnastische Ganzbehandlung als Einzelbehandlung im Bewegungsbad	508		110	6,41
Übungsbehandlung, auch mit Anwendung medikomechanischer Apparate, je Sitzung *Neben der Leistung nach Nummer 510 ist die Leistung nach Nummer 521 nicht berechnungsfähig.*	510		70	4,08

Leistung Physikalische Medizin	GOÄ-Ziffer	analog	Punkte	Einfach-Satz in €
Extensionsbehandlung kombiniert mit Wärmetherapie und Massage mittels Gerät	514		105	6,12
Extensionsbehandlung (z. B. Glissonschlinge)	515		38	2,22
Extensionsbehandlung mit Schrägbett, Extensionstisch, Perlgerät	516		65	3,79
Prothesengebrauchsschulung des Patienten, gegebenenfalls einschließlich seiner Betreuungsperson, auch Fremdkraftprothesenschulung, Mindestdauer 20 Minuten, je Sitzung	518		120	7,00
3. Massagen				
Teilmassage (Massage einzelner Körperteile)	520		45	2,62
Großmassage (z. B. Massage beider Beine, beider Arme, einer Körperseite, des Schultergürtels, eines Armes und eines Beines, des Rückens und eines Armes, beider Füße, beider Hände, beider Knie, beider Schultergelenke und ähnlichen Massagen mehrerer Körperteile), je Sitzung	521		65	3,79
Massage im extramuskulären Bereich (z. B. Bindegewebsmassage, Periostmassage, manuelle Lymphdrainage)	523		65	3,79
Intermittierende apparative Kompressionstherapie an einer Extremität, je Sitzung	525		35	2,04
Intermittierende apparative Kompressionstherapie an mehreren Extremitäten, je Sitzung	526		55	3,21
Vacumed Intermittierende Unterdruckwellenbehandlung	526 +748		35 +76	2,04 +4,43
Unterwasserdruckstrahlmassage (Wanneninhalt mindestens 400 Liter, Leistung der Apparatur mindestens 4 bar)	527		94	5,48

Leistung Physikalische Medizin	GOÄ- Ziffer	analog	Punkte	Einfach- Satz in €
4. Hydrotherapie und Packungen				
Kalt- oder Heißpackung(en) oder heiße Rolle, je Sitzung	530		35	2,04
Leitung eines ansteigenden Teilbades	531		46	2,68
Leitung eines ansteigenden Vollbades (Überwärmungsbad)	532		76	4,43
Subaquales Darmbad	533		150	8,74
Colon-Hydro-Therapie	523 533		65 150	3,79 8,74
5. Wärmebehandlung				
Heißluftbehandlung eines Körperteils (z. B. Kopf oder Arm)	535		33	1,92
Heißluftbehandlung mehrerer Körperteile (z. B. Rumpf oder Beine)	536		51	2,97
Infrarotbehandlung, je Sitzung	538		40	2,33
Ultraschallbehandlung	539		44	2,57
6. Elektrotherapie				
Kurzwellen-, Mikrowellenbehandlung (Anwendung hochfrequenter Ströme) bei Behandlung verschiedener Körperregionen in einer Sitzung	549		55	3,21
Kurzwellen-, Mikrowellenbehandlung (Anwendung hochfrequenter Ströme)	548		37	2,16
Reizstrombehandlung (Anwendung niederfrequenter Ströme), auch bei wechselweiser Anwendung verschiedener Impuls- oder Stromformen und gegebenenfalls unter Anwendung von Saugelektroden *Wird Reizstrombehandlung nach Nummer 551 gleichzeitig neben einer Leistung nach den Nummern 535, 536, 538, 539, 548, 549, 552 oder 747 an demselben Körperteil oder an denselben Körperteilen verabreicht, so ist nur die höherbewertete Leistung berechnungsfähig; dies gilt auch bei Verwendung eines Apparatesystems an mehreren Körperteilen.*	551		48	2,80

Leistung Physikalische Medizin	**GOÄ-Ziffer**	**analog**	**Punkte**	**Einfach-Satz in €**
Iontophorese	552		44	2,57
Vierzellenbad	553		46	2,68
Hydroelektrisches Vollbad (Kataphoretisches Bad, Stanger-Bad)	554		91	5,30
Gezielte Niederfrequenzbehandlung bei spastischen und/oder schlaffen Lähmungen, je Sitzung	555		120	7,00
Apparative isokinetische Muskelfunktionstherapie, je Sitzung		558	120	7,00
Neuromuskuläre Stimulationstherapie, Mindestdauer 20 Minuten		558	120	7,00
Faradisation/Galvanisation	832		158	9,21
7. Lichttherapie				
Behandlung mit Ultraviolettlicht in einer Sitzung	560		31	1,81
Werden mehrere Kranke gleichzeitig mit Ultraviolettlicht behandelt, so darf die Nummer 560 nur einmal berechnet werden.				
Reizbehandlung eines umschriebenen Hautbezirkes mit Ultraviolettlicht	561		31	1,81
Reizbehandlung mehrerer umschriebener Hautbezirke mit Ultraviolettlicht in einer Sitzung	562		46	2,68
Die Leistungen nach den Nummern 538, 560, 561 und 562 sind nicht nebeneinander berechnungsfähig.				
Quarzlampendruckbestrahlung eines Feldes	563		46	2,68
Quarzlampendruckbestrahlung mehrerer Felder in einer Sitzung	564		91	5,30
Photochemotherapie, je Sitzung	565		120	7,00
Phototherapie eines Neugeborenen, je Tag	566		500	29,14
Phototherapie mit selektivem UV-Spektrum, je Sitzung	567		91	5,30

Leistung **Physikalische Medizin**	**GOÄ-Ziffer**	**analog**	**Punkte**	**Einfach-Satz in €**
Farblicht-Therapie in Einzelbehandlung, Dauer mindestens 20 Minuten	846 565		150 120	8,74 7,00
Photo-Patch-Test (belichteter Läppchentest), bis zu drei Tests je Sitzung, je Test	569		30	1,75
Soft-Laser-Therapie, je Organ, Segment, Kieferquadrant o. Ä., pro Sitzung	567		91	5,30
Laser-Therapie, pro Sitzung	565		120	6,99
8. Spezielle therapeutische Maßnahmen Therapeutisches Reiten Nur bei statomotorischen Entwicklungsstörungen und Rehabilitationsverfahren ansetzbar.	506		120	7,00
Therapeutisches Schwimmen Nur bei statomotorischen Entwicklungsstörungen und Rehabilitationsverfahren ansetzbar.	508		110	6,41
9. Dermapunktur Sie dient der Behandlung von Schmerzen unterschiedlicher Genese. Dermapunktur einzelner Körperteile		520	45	2,62
Dermapunktur-Großbehandlung		521	65	3,79

Phytotherapie

Die Phytotherapie als medikamentöses Behandlungsprinzip verwendet im Unterschied zu arzneilich wirksamen chemisch-synthetischen Substanzen nur Arzneimittel rein pflanzlicher Herkunft.

Der Begriff „Phytotherapeutika" schließt alle pflanzlichen Arzneimittel ein; diese reichen von Teezubereitungen über traditionell angewandte Naturheilmittel bis hin zu isolierten Extrakten und Komponenten sowie pflanzlichen Kombinationspräparaten.

Daraus abgegrenzt hat sich der Begriff „Phytopharmaka", der für Arzneimittel mit definierten, nach klinischen und pharmakologischen Kriterien isolierten und geprüften Inhaltsstoffen verwendet wird.

Soweit Phytopharmaka unter anthroposophischen oder homöopathischen Anwendungskriterien eingesetzt werden, gelten für die Gebührenordnungsansätze entsprechende GOÄ-Ziffern; dies trifft vor allem für die Ziffern 15, 30, 31 und 860 zu.

Regulationsmedizin und Matrixtherapie

Regulationsmedizin basiert auf der Synthese des Basiswissens der Verfahren der biologischen Medizin bzw. Komplementärmedizin. Der primäre gemeinsame Ansatz dieser Verfahren ist die Einwirkung auf die Mechanismen der Grundregulation des Körpers, um Funktionsstörungen auszugleichen, Belastungen zu kompensieren und Restfunktionen zu reaktivieren und so Heilungsprozesse zu initiieren. Ausgehend von einer multikausalen Pathogenese werden multimodale Therapiekonzepte entwickelt. Dazu stehen in der biologischen Medizin grundsätzlich therapeutische Ansatzpunkte wie Substitution, Funktionssteigerung, Stimulation, Ausleitung und Detoxikation sowie Direktion und Induktion zur Verfügung. Basierend auf einer breitgefächerten Kenntnis der Methoden kann ein Therapiekonzept erstellt werden, in dem verschiedene Verfahren sinnvoll kombiniert und synergistische Effekte genutzt werden, wodurch der Therapieerfolg optimiert wird.

Basisleistung der Regulationsmedizin

Leistung Regulationsmedizin und Matrixtherapie	GOÄ-Ziffer	analog	Punkte	Einfach-Satz in €
Anamnese Regulationsmedizinische Erstanamnese, Mindestdauer 60 Minuten, chronisch kranker und multimorbider Patienten mit schriftlicher Aufzeichnung		30	900	52,46
Regulationsmedizinische Anamnese, Mindestdauer 30 Minuten, chronisch kranker oder multimorbider Patienten mit schriftlicher Aufzeichnung		31	450	26,23
Regulationsmedizinischer Gesamtstatus, schulmedizinisch und regulationsmedizinisch		29	440	25,65
Regulationstherapie Multimodaler Therapieplan Schriftliche, individuelle Planung und Leitung eines Regulationsmedizinischen Therapiekonzeptes		77	150	8,74
Niederenergetische Regulationstherapie (Reiz-Reaktions-Therapie) mittels kombinierter Ultraschallbehandlung		539	44	2,57
Mikrowellenbehandlung		548	37	2,16
Reizstrombehandlung		551	48	2,80

Sauerstoff-Therapien

Verfahren der Sauerstoff-Therapien dienen der Verbesserung der Sauerstoffzufuhr, -aufnahme und -utilisation, damit einer Verbesserung der Energieversorgung über den ökonomischen Weg der Oxidation.

Dazu werden eingesetzt:

- physikalische Maßnahmen
- Sauerstoffzufuhr-Methoden
- Intermediäre Katalysatoren der mitochondrialen Stoffwechselketten (Atmungskette)
- Elemente und Enzyme des Elektronen-Transport-Systems

Art der Behandlung Sauerstoff-Therapien	**GOÄ-Ziffer**	**analog**	**Punkte**	**Einfach-Satz in €**
Sauerstoff-Inhalation		505	85	4,95
Sauerstoffzelt		505	85	4,95
Oxyvenierungstherapie	272		180	10,49
Sauerstoff-Mehrschritt-Therapie		505 508	85 110	4,95 6,41
O_2-Messung	614		150	8,74

Ozon-Sauerstoff-Therapien

Zu unterscheiden sind lokale Applikationen (z. B. Beutelbegasung, Glockenbegasung, Darminsufflation, Ozon-Wasser-Anwendungen) und die Injektionen von Ozongas-(Sauerstoff-)Mischungen (intrakutan, subkutan, intramuskulär, intraartikulär).

Art der Behandlung Ozon-Sauerstoff-Therapien	**GOÄ-Ziffer**	**analog**	**Punkte**	**Einfach-Satz in €**
Beutelbegasung		267	80	4,66
Glockenbegasung		267	80	4,66
Darminsufflation		270	80	4,66
Ozon-Sauerstoff-Injektionen				
– Injektion intrakutan, subkutan, intramuskulär	252		40	2,33
– Injektion intraartikulär	255		95	5,54

Materialkosten sind zusätzlich in Rechnung zu stellen.

Ozon/UV-Bestrahlung, Eigenblutbehandlungen (Bestrahlung)

Vorwiegend angewandte Verfahren:

- kleine und große Ozon-Eigenblutbehandlung
- Ultraviolettbestrahlung des Blutes (UVB) (50-100 ml Blut)
- Hämatogene Oxidationstherapie (HOT nach Wehrli)
- UV-aktivierte Eigenbluttherapie (UVE) (2-5 ml Blut)

Allen Eigenblutbehandlungen gemeinsam: Induktion einer Kette biologischer Prozesse mit dem Ziel von Regeneration bzw. Heilung.

Art der Behandlung Ozon/UV-Bestrahlung	**GOÄ-Ziffer**	**analog**	**Punkte**	**Einfach-Satz in €**
Kleine Ozon-Eigenblutbehandlung	284		90	5,25
Große Ozon-Eigenblutbehandlung	271		120	7,00
		285	110	6,41
Ultraviolettbestrahlung des Blutes (UVB)	271		120	7,00
		285	110	6,41
Hämatogene Oxidationstherapie (HOT)	271		120	7,00
		286	220	12,82
		567	91	5,30
UV-aktivierte Eigenbluttherapie (UVE)	284		90	5,25
		567	91	5,30

Materialkosten sind zusätzlich in Rechnung zu stellen.

Traditionelle Chinesische Medizin (TCM)

Die chinesische Medizin beinhaltet in einem eigenständigen, in sich stimmigen Lehrgebäude die Methoden der Akupunktur, Pharmakotherapie, Ernährungstherapie, Tuina und Qi-Gong. Zusätzlich zur üblichen ärztlichen Diagnostik ist für die Anwendung der Methoden der chinesischen Medizin eine spezielle Differenzialdiagnostik und eine spezifische Untersuchung erforderlich, auf deren Grundlage der individuelle Therapieplan beruht.

Die traditionelle chinesische Medizin (TCM) ist die älteste bekannte Regulationstherapie. Die Akupunktur steht dabei nur für einen Teil der TCM, welche eine Vielzahl weiterer Disziplinen kennt, vor allem eine differenzierte Phytotherapie sowie übende Verfahren wie das Qi-Gong und das Tai-Qi. Mit der Nadeltherapie untrennbar verbunden ist die sogenannte Moxibustion, eine lokale Wärmeanwendung, die im chinesischen Wort für Akupunktur „Zhen-jui" (Stechen und Brennen) enthalten ist (siehe auch Akupunktur).

Chinesische Pharmakotherapie ist Ganzheitsmedizin und beinhaltet ein umfangreicheres Indikationsspektrum als das der Akupunktur. Die chinesische Pharmakotherapie ist eine individuelle Behandlung, die entsprechend der chinesischen Differenzialdiagnostik die Auswahl und Dosierung der Einzelbestandteile der Rezeptur berücksichtigt. Ähnliches gilt auch für die chinesische Ernährungstherapie, Tuina und in gewissem Maße auch für Qi-Gong.

Tuina wird vor allem bei Erkrankungen des Bewegungsapparates und Schmerzen eingesetzt. Die Ernährungstherapie ist als Behandlung, unterstützende Maßnahme und Prophylaxe nicht nur gastrointestinaler Beschwerden anzusehen. Auch Qi-Gong dient der Behandlung, Mitbehandlung und Prophylaxe einer Vielzahl von Erkrankungen des Bewegungsapparates, innerer und psychosomatischer Erkrankungen.

Diagnostik

Um Aufschluss über die Funktion eines Organsystems zu bekommen, bedient sich der Arzt verschiedener diagnostischer Verfahren. Er kann dies mit Hilfe einer sehr verfeinerten Pulstastung tun; auch gibt die unterschiedliche Schmerzempfindlichkeit an den „Mu-Punkten" (Alarmpunkte) sowie die unterschiedliche Hitzeempfindlichkeit an den distalen Punkten Aufschluss über den Zustand eines Organs. Moderne Verfahren zur Punktlokalisation nutzen den veränderten Hautwiderstand im Akupunkturpunkt zu einer elektronischen Lokalisation.

Therapie

Mit Hilfe von Nadeln, Wärmeapplikation, aber auch durch Druck und Massage und durch Anwendung von elektronischem Strom kann man eine Therapie der erkrankten Systeme durchführen. Besondere Techniken ermöglichen es, einen Ausgleich zwischen verschiedenen Systemen zu erreichen, dem Körper Energie zuzuführen oder eine Überfülle der Energie zu vermindern.

Therapeutisches Vorgehen

Dauer einer Behandlung

Eine Einzelbehandlung nimmt ca. 60 Minuten in Anspruch. Nach der Aktualisierung der Anamnese und der vegetativen Untersuchung erfolgt die Therapieplanung und die eigentliche Behandlung. Danach bleibt der Patient noch ca. 20–30 Minuten ruhen (nach Maßgabe des Arztes), bevor die Nadeln gezogen werden.

Obwohl die Akupunktur bei akuten Erkrankungen die Therapie der Wahl ist und verblüffend schnelle Resultate bringt, darf man keineswegs von einer einzigen Sitzung eine dauerhafte Heilung aller Beschwerden erwarten.

Die Akupunkturbehandlung erstreckt sich je nach Indikation über ca. 12–24 Sitzungen. In den meisten Fällen ist es angezeigt, die ersten 4–8 Sitzungen in dreitägigem Abstand durchzuführen, um dann, wenn die Wirkung der einzelnen Sitzung länger als drei Tage anhält, die Abstände zwischen den Behandlungen zu vergrößern. Nach 12 Sitzungen wird man meist eine Behandlungspause einlegen, um die Langzeitwirkung der Akupunkturen zu beobachten. Bei entsprechender Indikation wird dann eine zweite Serie von Behandlungen (meist in wöchentlichem Abstand) durchgeführt.

Leistung Trad. Chinesische Medizin	GOÄ-Ziffer	analog	Punkte	Einfach-Satz in €
Chinesische Pharmakotherapie				
Erstellung einer individuellen chinesischen Rezeptur		78	180	10,49
Chinesische Ernährungstherapie				
Ernährungstherapie, Einzelschulung (mindestens 20 Minuten)		33	300	17,49
Schriftlicher, individueller Diätplan	76		70	4,08
Tuina				
Chirotherapeutische Mobilisierung		3305	37	2,16
Chirotherapeutischer Eingriff an der Wirbelsäule	3306		148	8,63
Extensionsbehandlung	514		105	6,12
Großmassage je Sitzung	521		65	3,79
Bindegewebsmassage, Periostmassage	523		65	3,79
Qi-Gong				
Krankengymnastische Ganzbehandlung, Qi-Gong, Einzelbehandlung		506	120	6,99
Krankengymnastik in Gruppen, Qi-Gong, je Teilnehmer		509	38	2,22

Leistung Trad. Chinesische Medizin	GOÄ- Ziffer	analog	Punkte	Einfach- Satz in €
Akupunktur				
Die Akupunktur ist entsprechend den im Abschnitt „Akupunktur“ spezifizierten Leistungskategorien anzusetzen. Akupunktur (Nadelstich-Technik) mit einer Mindestdauer von 20 Minuten zur Behandlung von Schmerzen, je Sitzung	269a		350	20,40
Für die aufwändigen Akupunkturmethoden, z. B. Körper- und Mikrosystemakupunktur, fehlen entsprechende Ziffern, was über den Faktor ausgeglichen werden kann. Höhere Abrechnungen bedürfen unbedingt einer schriftlichen Vereinbarung mit dem Patienten (kein Formular!).				
Erstellung einer individuellen Rezeptur, z. B. zur chinesischen Pharmakotherapie (zusätzlich zu 30 analog oder 31 analog oder 7 analog)		78	180	10,49
Wärmebestrahlungstherapie mittels Zi Zhu Energiespender				
(Wärmestrahlung mit spezifischen Wellenlängen, u. a. Calcium, Natrium, Silizium, Titan, Vanadium, Chrom, Mangan, Eisen, Nickel, Kupfer, Zink, Arsen, Rubidium, Strontium, Yttrium, Zirkonium, Niob, Molybdän, Cadmium, Zinn, Blei, Barium, Wolfram, Lanthan, Cer, Hafnium, Thorium, Neodym, Europium, Terbium, Gadolinium u. a. in unterschiedlicher Konzentration)				
– Spezifische Wärmebestrahlung mehrerer Felder, je Sitzung		564	91	5,30*
– Akupunktur		+269	+200	+11,66*
– Moxatherapie		+567	+91	+5,30*

* reduzierter Gebührenrahmen

Besondere Arzneizubereitungen

Anthroposophische Arzneimittel s. Seite 17

Antihomotoxische Arzneimittel s. Seite 20

Homöopathische Arzneimittel

Potenzierung

Unter Potenzierung versteht man die Verdünnung der homöopathischen Ausgangssubstanzen, wobei flüssige Stoffe mit Alkohol im Verhältnis 1:10 (sog. D-Potenzen) oder 1:100 (C-Potenzen) verschüttelt werden. Bei festen Stoffen erfolgt eine Verreibung mit Milchzucker im gleichen Verhältnis. In Deutschland wird dafür die Mehrglasmethode verwendet, d. h. für jede neue Verdünnung wird ein neues Gläschen benutzt. Im Gegensatz dazu führte Korsakoff die Einglaspotenzierung ein, bei der jeweils durch Ausgießen im selben Fläschchen die nächste Potenz hergestellt wird. Folgende Bezeichnungen sind üblich:

D-Verdünnung: 1:10 je Potenzierungsschritt (dezimal)
C-Verdünnung: 1:100 pro Potenzierungsschritt (zentesimal)
LM- oder Q-Verdünnung: 1:50 000 pro Potenzierungsschritt
CK-Verdünnung: 1:100 nach Korsakoff

In Frankreich werden die C-Potenzen mit CH (centesimal nach Hahnemann) bezeichnet. In den englischsprechenden Ländern D-Potenzen häufig mit X.

Bezeichnung	Verdünnung	Synonyme
D-Dezimal	1:10	X
C-Centesimal	1:100	CH
Q-Quinquagesimillesimal	1:50 000	LM

Potenzierungsgrade

Die Bezeichnung homöopathischer Arzneien erfolgt mit Buchstaben (D, C, LM, CK = Verdünnungsmodus) und Zahlen (= Verdünnungsgrade).

Nach den Verdünnungsgraden werden Potenz-Kategorien unterteilt:

Tiefpotenzen von D 1 bis D 6 = C 1 bis C 3
Mittelpotenzen D 7 bis D 15 oder C 4 bis C 6
Hochpotenzen ab D 30 oder C 15 aufwärts.

Bezeichnung	Verdünnung		Entspricht rechnerisch
D 6	10^{-6}		C 3
D 12	10^{-12}		C 6
D 30	10^{-30}		C 15
C 3	100^{-3}	$= 10^{-6}$	D 6
C 6	100^{-6}	$= 10^{-12}$	D 12
C 15	100^{-15}	$= 10^{-30}$	D 30
C 30	100^{-30}	$= 10^{-60}$	D 60
C 1000	100^{-1000}	$= 10^{-2000}$	D 2000
Q 6	$50\,000^{-6}$	$= 5 \cdot 10^{-18}$	ca. D 18
Q 12	$50\,000^{-12}$	$= 5 \cdot 10^{-36}$	ca. D 36

Nosoden

Nosoden sind sterilisierte, auf Pyrogenfreiheit untersuchte und nach homöopathischen Gesetzen potenzierte Arzneimittel, die schon seit über 150 Jahren therapeutische Anwendung finden. Nach Herkunft des Materials, das verarbeitet und potenziert wird, unterscheidet man zwischen Auto- und Hetero-Nosoden. Als Ausgangsstoffe dienen Gewebe, Sekrete, Exkrete, Seren und Blutbestandteile, devitalisierte mikrobielle Kulturen von Viren, Bakterien, Pilzen und Parasiten.

Nach Ausgangsmaterial unterscheidet man folgende Nosoden:

1. Arzneizubereitungen aus „krank machenden Faktoren" werden aus belebten Schadstoffen hergestellt. Das Ausgangsmaterial ist mikrobieller Natur (angereicherte Kulturen aus Viren, Bakterien, Pilzen, Parasiten). Nach dem HAB sind dies Nosoden im engeren Sinne.
2. Arzneimittel aus unbelebten Stoffen wie Elementen, Spurenelementen, toxischen Metallen, chemischen Stoffen, Umweltschadstoffen, Medikamenten und Toxinen.
3. Arzneimittelzubereitungen aus gesundem oder pathologisch verändertem organischem Ausgangsmaterial wie Geweben, Sekreten, Exkreten, Seren und Blutbestandteilen.

Organotherapeutika s. Seite 56

Phytotherapeutika s. Seite 67

Spagyrik

Der Begriff Spagyrik ist von den griechischen Wörtern „spaein" (= trennen) und „agyrein" (= sammeln, vereinigen) abgeleitet; er umschreibt ein Herstellungsverfahren, bei welchem Roharzneistoffe mineralischen, pflanzlichen oder tierischen Ursprungs getrennt werden und das therapeutisch Brauchbare wiedervereinigt wird. Durch die Reinigung und „Läuterung" wird eine gegenüber den Ausgangsstoffen wirksamere Arzneiform angestrebt.

Fixe Kombinationen

Im Gegensatz zur konventionellen Pharmakotherapie, die Monosubstanzen bevorzugt, werden in den biologisch orientierten Therapierichtungen Komplex- und Kombinations-Arzneimittel aufgrund erfahrungswissenschaftlicher Indikation in größerem Umfang eingesetzt.

Dafür sind folgende Gesichtspunkte maßgebend:

Arzneimittel der Besonderen Therapierichtungen als „fixe Kombinationen"

Fixe Kombinationen von Arzneimitteln der Besonderen Therapierichtungen bestehen aus Kombinationspartnern einer oder mehrerer Stoffgruppen.

Bei der Bewertung fixer Kombinationen von Arzneimitteln der Besonderen Therapierichtungen sind grundsätzlich die Erfahrungen und Eigenarten der jeweiligen Therapierichtungen oder Stoffgruppen zugrunde zu legen. Unterstützend können Gutachten von Sachverständigen oder Fachgesellschaften herangezogen werden.

Für die Bewertung fiktiv zugelassener Arzneimittel ist die Bewährung in der Praxis und Klinik entscheidend. Auch Kombinationspartner mit sogenannten „Negativmonographien" beeinflussen nicht zwangsläufig die Beurteilung dieser fixen Kombinationen.

Insbesondere ist eine fixe Kombination positiv zu bewerten, wenn

1. die Begründung der Kombination nach § 22 Abs. 3 a AMG unter Berücksichtigung der Besonderheiten der jeweiligen Therapierichtungen plausibel ist;
2. die fixe Kombination als Ganzes infolge der Kombination der einzelnen Partner zum Erreichen des therapeutischen Zieles beiträgt;
3. von den jeweiligen Zulassungskommissionen oder zuständigen Fachgesellschaften der therapeutische Nutzen der fixen Kombination höher angesehen wird als ihr mögliches Risiko;
4. das therapeutische Spektrum durch die Kombinationspartner erweitert wird;
5. physiologische Funktionsketten oder Regelkreise angesprochen werden;
6. die Kombination, wo erforderlich, eine Dosisreduzierung einzelner arzneilich wirksamer Bestandteile ermöglicht;
7. das Risiko unerwünschter Nebenwirkungen durch Dosisreduzierung einzelner Kombinationspartner vermindert wird;
8. durch die fixe Kombination eine Kostenersparnis gegenüber der freien Kombination von einzelnen arzneilich wirksamen Bestandteilen erreicht wird.

Kriterien für die Sinnhaftigkeit von fixen Kombinationen	
1. Verbesserung der Wirksamkeit	
2. Dosisreduzierung der Wirkstoffe	
3. Verminderung der Nebenwirkungen	
4. Verbreiterung des Wirkungsspektrums	
5. Verlängerung der Wirkungsdauer	
6. Beitrag zur Konstanz des Wirkniveaus	
7. Verbesserung der Verträglichkeit	
8. Erhöhung der Compliance	
9. Therapievereinfachung	
10. Erhöhung der Therapiesicherheit	
11. Kostenreduktion	
12. Abdeckung der Symptomenvielfalt	
Summe der positiven Punkte	

Die Gesetzgebung der Europäischen Union verlangt, dass jeder Kombinationspartner „einen“ Beitrag zur positiven Beurteilung leistet.